Nelson Manuel Marca Zuna

Situación de la Enfermedad Renal Crónica G5D en Cochabamba 2013

Nelson Manuel Marca Zuna

Situación de la Enfermedad Renal Crónica G5D en Cochabamba 2013

Estudio cuantitativo y cualitativo de la ERC G5D

PUBLICIA

Imprint

Cover image: www.ingimage.com

Publisher:
PUBLICIA
is a trademark of
International Book Market Service Ltd., member of OmniScriptum Publishing Group
17 Meldrum Street, Beau Bassin 71504, Mauritius

Printed at: see last page
ISBN: 978-620-2-43128-6

Dedicatoria:

Dedicado a mi querida familia, dándome su comprensión su apoyo en todo momento y a los pacientes renales que luchan día a día con su enfermedad.

AGRADECIMIENTOS:

A Dios por la vida y por el valor que me proporciona para seguir superando metas

A mi familia por el gran apoyo y paciencia que me ofrecieron

A una persona especial, que me acompaño en este camino ofreciéndome su su cariño, amor y comprensión.

A todo el plantel docente del Post-grado por la dedicación, enseñanza y la oportunidad de seguir formándome académicamente.

A mi tutor por su paciencia y sus consejos.

Contenido

RESUMEN

En el presente estudio se determinó cuáles son las características Sociales Económicas que repercuten al paciente con enfermedad renal crónica en tratamiento sustitutivo con hemodiálisis (ERC G5D) en tres centros de hemodiálisis de Cochabamba, el aumento de la incidencia y prevalencia a nivel mundial y los altos costos que implica el tratamiento sustitutivo, hacen un problema de salud pública, que repercute en el ámbito socioeconómico del paciente, por lo cual debe ser contemplado desde la multicausalidad.

Se utilizó como instrumento de recolección de datos socio demográficos el registro de diálisis del programa renal del Ministerio de Salud y la conformación de grupos focales para explorar la repercusión socio-económica de los tres seleccionados.

Se incluyeron todos los pacientes ERC G5D de Cochabamba, la muestra fueron tres centros de hemodiálisis, encontrándose 399 pacientes con esta enfermedad. La primera causa es la diabetes y sorprendentemente la segunda causa es desconocida. El grupo etario más afectado se encuentra entre 50 y 60 años y solo un 17 % cuenta un empleo

A partir del análisis de los grupos focales se pudieron detectar cuatro categorías: a) laboral que trae consigo muchas limitaciones en la adaptación laboral y la falta de información sobre la enfermedad en las fuentes laborales, b) familiar, donde hay un cambio en la dinámica y cumplimiento de roles, c) económica, donde los pacientes del sector público y privado son los más afectados, llevando al empobrecimiento y d) la categoría psicosocial donde encontramos sentimientos negativos y de frustración .

Creemos que debe existir una cobertura total para este tipo de pacientes con enfermedades catastróficas otorgadas por el estado, para evitar la repercusión socio-económica de esta patología, además se debe realizar un manejo multidisciplinario del paciente es decir biopsicosocial que contribuya a minimizar los efectos psicosociales de la enfermedad y finalmente se recomienda realizar más investigaciones para entender mejor las repercusiones que tiene la ERC G5D en estos pacientes

ABSTRACT

In the present study we determined what are the Economic Social characteristics affecting the patient with chronic renal disease with hemodialysis (CKD G5D) in three hemodialysis centers in Cochabamba , increasing the incidence and prevalence worldwide and the high costs of replacement therapy , do a public health problem , which affects the socio-economic sphere of the patient, which should be considered from the multiple.

The instrument used to collect demographic data logging renal dialysis program of the Ministry of Health and the formation of focus groups to explore the socio- economic impact of the three selected.

We included all CKD patients G5D of Cochabamba, the sample was three hemodialysis centers, finding 399 patients with this disease. The first cause is diabetes and surprisingly the second cause is unknown. The most affected age group is between 50 and 60 and only 14 % have a job.

From the analysis of the focus groups could be detected four categories: a) work which brings many limitations on work adjustment and lack of information about the disease in labor sources , b) family , where there is a change in the dynamics and compliance roles, c) economic , where patients private and public sector are the most affected , leading to impoverishment and d) psychosocial category we find negative feelings and frustration.

We believe that there should be full coverage for these patients with catastrophic illnesses granted by the state to prevent socio- economic impact of this disease , you must also make patient management is multidisciplinary biopsychosocial helping minimize the psychosocial effects of the disease and eventually recommended more research to better understand the implications of CKD in these patients G5D.

I. INTRODUCCION.-

La insuficiencia renal crónica terminal fue recientemente catalogada como una epidemia a Nivel mundial por la OMS, por su alto impacto sanitario, social y económico, siendo considerada como un problema de Salud Publica. La población de Bolivia aumentó de algo más de 2,7 millones de habitantes en 1950 a más de 10 millones de habitantes en el año 2012, lo que significa que el tamaño de la población se multiplicó cerca de cuatro veces durante el periodo de 62 años. Las altas tasas de incidencia y prevalencia registradas en Cochabamba (la prevalencia 2013 es de 234 p.m.p)[1] y el crecimiento acelerado de esta patología, explican porque las unidades de hemodiálisis del país se encuentran rebasadas en su capacidad resolutiva.

Este aumento creciente de la enfermedad renal terminal se atribuye en buena parte al envejecimiento poblacional y al consiguiente aumento de las enfermedades crónicas no transmisibles, como la Hipertensión Arterial y la Diabetes Mellitus, la obesidad y sedentarismo consideradas las principales causas de la ERC[2], el tratamiento sustitutivo con hemodiálisis perturba el estilo de vida de los pacientes ya que tienen que asistir tres sesiones de cuatro horas por semana de manera crónica, estos individuos llegan a presentar en su día a día limitaciones y frustraciones, prejuicios y cambios biopsicosociales que afectan y alteración de la imagen corporal, del sueño, del humor, del peso, del apetito y del interés sexual, las restricciones dietéticas y agua, dificultades profesionales, así como cambios en las relaciones familiares, socioeconómicas y psicológicas.

El problema de salud hay que contemplarlo desde su Multicausalidad y a la vez con Unidad, esto se hace a través del trabajo en equipo, el componente socioeconómico de la enfermedad renal crónica es muy importante a la hora del impacto y adherencia al tratamiento sustitutivo con grandes repercusiones que queremos demostrar en el presente estudio.

II.- OBJETIVOS

2.1. OBJETIVO GENERAL

Determinar Cuáles son las Características Sociales, Económicos que repercuten en el Paciente con Enfermedad Renal Crónica G5D, en Centros de Hemodiálisis: Hospital Viedma, CNS y un centro privado en la ciudad de Cochabamba en el mes de Septiembre 2013.

2.2. OBJETIVOS ESPECIFICOS

- Describir las características sociodemograficas de la ERC-G5D, en la ciudad de Cochabamba
- Identificar cuáles son las causas de ERC-G5D y clínicas de los registros de diálisis de los centros de Hemodiálisis de Cochabamba.
- Describir el marco socioeconómico de los pacientes con ERC-G5D, del Hospital Viedma, CNS y un centro privado de Cochabamba.
- Detectar las implicancias de la ERC-G5D en el ámbito socioeconómico de los pacientes del Hospital Viedma, CNS y un centro privado.

III.- JUSTIFICACION.-

El desarrollo de los programas de tratamiento sustitutivo de la insuficiencia renal crónica terminal(IRCT) estadio G5D KDIGO (hemodialisis) en el mundo durante las últimas tres décadas, con un constante incremento en el número de enfermos tratados, ha superado las previsiones realizadas por los distintos especialistas a nivel mundial, que indican que las tasas de incidencia y prevalencia de la enfermedad renal están a punto de aumentar, como consecuencia de la creciente incidencia mundial de la diabetes, hipertensión arterial y obesidad.

En lo concerniente a Bolivia, resulta importante conocer que solo durante el periodo Abril 2006 a Junio 2007, 1080 pacientes con insuficiencia renal crónica terminal, recibieron terapia dialítica en las distintas Unidades de Hemodiálisis y Diálisis Peritoneal del país. La prevalencia registrada en Bolivia hasta Junio del 2007 es de 179 pmp, con una incidencia de 36 pmp. El porcentaje de crecimiento poblacional de pacientes con IRC-G5D en nuestro país supera el 60% anual.

Es importante tomar en cuenta que los pacientes incluidos en diálisis o aquellos que pudieron acceder a un trasplante renal, solo representan una pequeña proporción de los afectados por enfermedad renal crónica en estadio G5D.

El problema de salud hay que contemplarlo desde su Multicausalidad y a la vez con Unidad, esto se hace a través del trabajo en equipo, el componente socioeconómico de la enfermedad renal crónica es muy importante a la hora del impacto y adherencia al tratamiento sustitutivo con grandes repercusiones que queremos demostrar en el presente estudio.

IV.- MARCO TEORICO

El mundo transita por una verdadera epidemia de las llamadas "enfermedades crónicas no comunicables": diabetes, hipertensión arterial, enfermedad cardiovascular, enfermedad renal crónica. La Organización Mundial de la Salud (OMS) estima que estas son responsables del 60 % de las muertes a nivel mundial.

La ERC G5D, es la etapa más avanzada de desarrollo de la enfermedad renal crónica, progresiva, debilitante e irreversible, que se caracteriza por la incapacidad de los riñones para mantener la homeostasia interna del organismo[2]. Sin embargo, la terapia de reemplazo renal, ha contribuido a un aumento de la supervivencia de los pacientes con insuficiencia renal crónica. En la actualidad, la hemodiálisis, principalmente la terapia convencional, es la más ampliamente utilizada y su funcionamiento se realiza mediante una máquina donde se realiza la filtración de la sangre fuera del cuerpo. Se produce una media de tres veces a la semana durante un período de tres a cinco horas, dependiendo de las necesidades del paciente[6].

Sin embargo, a pesar de importantes avances tecnológicos y del perfeccionamiento de este método para proporcionar mejoras cada vez más importantes en el marco general de la ERC, el tratamiento de hemodiálisis conlleva una serie de complicaciones. Estas pueden ocurrir durante las sesiones, como hipotensión, calambres musculares, náuseas, vómitos, dolor de cabeza, dolor de pecho, embolia pulmonar, y el riesgo de infecciones de acceso vascular. Son problemas comunes a largo plazo, la anemia, la desnutrición, alteraciones del metabolismo óseo mineral y las enfermedades cardiovasculares[2].

En este intervalo, el individuo con ERC-G5D sometido a hemodiálisis, está obligado a convivir diariamente con una enfermedad incurable que requiere de una forma de tratamiento dolorosa, de larga duración, responsable de un cotidiano monótono y restringido, tratamiento sustitutivo. Esto, junto con la evolución de la enfermedad y sus complicaciones, provoca una serie de daños en los estados de bienestar físico, mental, social, funcional, bienestar general y satisfacción del paciente, factores que se reflejan en su calidad de vida[3].

Estos individuos llegan a presentar en su día a día limitaciones y frustraciones, prejuicios y cambios biopsicosociales que afectan a su calidad de vida: alteración de la imagen corporal, del sueño, del humor, del peso, del apetito y del interés sexual, las restricciones dietéticas y agua, dificultades profesionales, así como cambios en las relaciones familiares[1].

Diversos estudios señalan que los países menos desarrollados soportan la mayor carga de este grupo de enfermedades por dos aspectos, el primero la falta de recursos humanos y económicos y segundo por hallarse en una transición epidemiológica.

La enfermedad renal crónica es un grave problema de salud pública a nivel mundial, puesto que presenta una elevada morbi - mortalidad, como consecuencia de la enfermedad cardiovascular asociada a la perdida de la función renal. El costo que significa mantener a un paciente en terapia de sustitución renal como es la diálisis es extremadamente elevado.

Actualmente 1.200.000 personas en el mundo sobreviven gracias al tratamiento dialítico; la incidencia de la insuficiencia renal crónica terminal (ERC-G5D) se ha duplicado en los 10 últimos años, y se espera que continué aumentando, especialmente en los países de Latinoamérica, como lo demuestran los datos presentados por el Registro

Latinoamericano de Diálisis y Trasplante Renal, que estima que para el año 2010 la prevalencia en esta región alcanzará a 630 pmp. La principales causas etiológicas de la ERC-G5D, en el mundo son la diabetes, la hipertensión arterial y la obesidad.

El crecimiento de la población del Estado Plurinacional de Bolivia, de acuerdo a los resultados de los censos nacionales de población de 1950, 1976, 1992, 2001 y 2012, se presenta en el cuadro y gráfico siguientes.

Cuadro N° 1.1

BOLIVIA: POBLACIÓN, SUPERFICIE Y DENSIDAD DE POBLACIÓN,

SEGÚN CENSOS NACIONALES DE POBLACIÓN

1950, 1976, 1992, 2001 Y 2012

CENSO POBLACIÓN DENSIDAD

Año	(Hab/Km2)	Densidad
1959	2.704.165	2,46
1976	4.613.486	4,2
1992	6.420.792	5,84
2001	8.027.254	7,53
2012	10.027.254	9,13

FUENTE: INE

La población de Bolivia aumentó de algo más de 2,7 millones de habitantes en 1950 a más de 10 millones de habitantes en el año 2012, lo que significa que el tamaño de la población se multiplicó cerca de cuatro veces durante el periodo de 62 años.

La población boliviana, en los diferentes periodos inter-censales, creció en cerca de dos millones de habitantes. En el periodo 1950 -1976, es decir, en 26 años, la población aumentó en 1,9 millones de habitantes; en los periodos 1976-1992 y 1992-2001, la población se incrementó en algo más de 1,8 millones de habitantes. Finalmente, en el periodo inter-censal 2001-2012, el crecimiento de la población boliviana alcanzó a poco más de dos millones de habitantes.

El desarrollo de los programas de tratamiento sustitutivo de la insuficiencia renal crónica terminal (ERC G5D) en el mundo durante las últimas tres décadas, con un constante incremento en el número de enfermos tratados, ha superado las previsiones realizadas por los distintos especialistas a nivel mundial, que indican que las tasas de incidencia y prevalencia de la enfermedad renal están a punto de aumentar espectacularmente como consecuencia de la creciente incidencia mundial de la diabetes y la hipertensión arterial. De forma paralela el costo de tratamiento de sustitución renal se ha incrementado para las distintas instituciones que proporcionan este tipo de terapia.

Es importante tomar en cuenta que los pacientes incluidos en diálisis o aquellos que pudieron acceder a un trasplante renal, solo representan una pequeña proporción de los afectados por alguna enfermedad renal en sus diferentes estadios.

CAUSA PRIMARIA DE DAÑO RENAL TERMINAL

La nefropatía diabética (33,1%), la nefropatía hipertensiva (16,4%) y las glomerulopatías (7%) constituyen las causas primarias más comunes de daño renal terminal, siendo las responsables del 56,5% del daño renal irreversible en la población de pacientes que reciben tratamiento dialítico. Un dato por demás preocupante es el referente al 23,8% de pacientes con falla renal que ingresan a terapia dialítica sin un diagnostico de enfermedad renal primaria. La variable otras, incluye patologías como tuberculosis, vasculopatias, síndrome uremico hemolítico, amiloidosis y mieloma[1]

CRECIMIENTO DE PACIENTES CON IRCT

El crecimiento de la población con IRCT continua siendo de tipo exponencial. Durante el primer semestre del 2007, se registro al 70,4% de la población registrada durante toda la gestión 2006.

En la siguiente grafica podemos apreciar la proyección delcrecimiento de la población en diálisis.

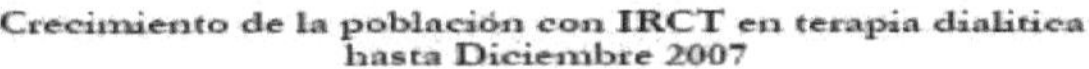

Crecimiento de la población con IRCT en terapia dialitica hasta Diciembre 2007

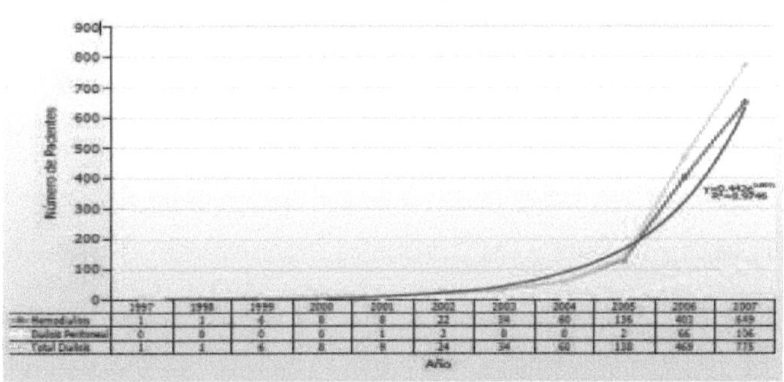

	1997	1998	1999	2000	2001	2002	2003	2004	2005	2006	2007
Hemodiálisis	1	1	6	8	8	22	34	60	136	403	649
Diálisis Peritoneal	0	0	0	0	1	2	0	0	2	66	106
Total Diálisis	1	1	6	8	9	24	34	60	138	469	775

FUENTE: Base de Datos, Programa Nacional de Salud Renal - MSD

El 66% de los pacientes que recibieron tratamiento dialítico durante el periodo Abril 2006 a Junio 2007 continuaban recibiendo terapia, un 7,8% abandonaron su tratamiento y un 21,6% fueron reportados como fallecidos. No obstante luego de realizar el seguimiento de pacientes reportados como abandono y no ser hallados en ningún centro de salud, asumimos que el porcentaje total de fallecidos asciende a 29%.

En la actualidad la enfermedad renal crónica (ERC) afecta a un porcentaje significativo de la población boliviana, debido principalmente a que sus principales causas residen en trastornos de alta prevalencia como la hipertensión arterial, diabetes, glomerulopatías y enfermedad vascular.

El crecimiento acelerado de la población boliviana con insuficiencia renal crónica hace evidente la necesidad de implementar un Programa de Prevención y Control de Enfermedades Renales, a objeto de mejorar no solo la calidad de vida de las personas afectadas, sino también, reducir los costos globales de las enfermedades crónicas prevalentes vinculadas a la enfermedad renal, fundamentalmente los relacionados a costos ocultos e indirectos, estrechamente asociados a la morbimortalidad secundaria a la falta de seguimiento sistematizado de estos pacientes y peor aun a su falta de diagnostico precoz.

En este contexto, el Ministerio de Salud y Deportes a través de su Programa Nacional de Salud Renal, la Organización Mundial de la Salud, las distintas Sociedades Médico - Científicas e Instituciones de la Seguridad Social, bajo la dirección del Dr. Santos Depine Consultor de la OPS/OMS, elaboro el Programa de Prevención y Control de Enfermedades Renales, producto de un trabajo y actividades sistematizadas, con plena participación de las áreas específicas del Ministerio de Salud y Deportes y una Comisión de Representantes Nacionales de las Organizaciones vinculadas a la problemática de las enfermedades renales.

Razones hay para realizar muchos estudios en esta área, es por lo cual estamos en los albores de la investigación en Bolivia respecto a la enfermedad Renal crónica, espero dar un aporte en esta temática.

Un reciente metaanalisis de 26 estudios poblacionales indica que la prevalencia media de la IRC (FGe < 60 mL/min/1,73 m2) en individuos mayores de 30 años es del 7,2% y, entre la población de 64 o más años oscila entre un 23,4% y un 35,8%. Asimismo, este estudio Demuestra que la prevalencia de ERC depende de la ecuación empleada. En todos los Trabajos se reconoce que la edad es un factor fuertemente relacionado con el descenso de la función renal. Además, la mujer tiene una prevalencia mas alta de ERC, lo que podría explicarse por su menor masa muscular, que es un determinante principal en la concentración de creativita serica[4].

Estos datos epidemiológicos se hacen muy preocupantes cuando se plantea la incidencia/prevalencia en enfermedad renal crónica terminal (ERCT) subsidiaria de depuración extrarrenal. Aunque en varios estudios los pacientes con ERCA tienen mayor probabilidad de fallecer, especialmente por causa cardiovascular, que de llegar a ERCT5, la proyección de crecimiento de la ERCT para el año 2015 es de un 32% en lo que respecta a la incidencia y de un 70% en cuanto a la prevalencia.

Son varios los factores que influyen en el incremento de la prevalencia de pacientes con ERC:

- El envejecimiento progresivo de la población.
- La epidemia de diabetes mellitus tipo 2.
- La obesidad y sedentarismo.
- El mejor tratamiento de las enfermedades cardiovasculares (mayor expectativa de vida y, consiguientemente, mayor prevalencia de ERC), según datos de España[4]

El Problema de la Enfermedad Renal

La cantidad de personas que necesitan tratamiento dialítico y/o trasplante renal es cada vez mayor, aspecto que influye en el incremento de los costos globales, mismo que impactan de manera negativa en la economía de los países, siendo insostenible en muchos de los casos.

La revista "Prevention Chronic Disease" del CDC publico en Abril del 2006 un artículo donde ubica a la insuficiencia renal crónica como un problema de salud pública que requiere un plan de acción de prevención y control por parte de los gobiernos en los países, aclarando en forma explícita que los esfuerzos preventivos aún no han sido desarrollados.

Un gran número de personas con enfermedad renal son asintomáticas; la detección precoz de la enfermedad puede lograr la remisión, retardar la progresión de la enfermedad renal y reducir los acontecimientos cardiovasculares, obteniéndose como resultado el uso más eficiente de los recursos disponibles.

En Bolivia se efectuó algunas experiencias de screening de población general, mismas que demostraron y confirmaron la existencia de una gran porcentaje de personas asintomáticas que cursan con enfermedad renal; siendo que una gran parte de ellas evoluciona hacia la falla renal permanente, enfermedad cardiovascular y muerte prematura, como resultado de la falta de un diagnostico temprano y/o control adecuado.

Los costos

Esta población de pacientes representa un enorme gasto para los sistemas financiadores y prestadores de servicios de salud por las características del Case - Mix (Grupo Relacionado de Diagnostico) que deben absorber. Por otra parte, deterioran fuertemente las economías familiares, generando gastos evitables con una correcta vigilancia y control epidemiológico.

SALUD:

La O.M.S. la define como el "Estado de completo Bienestar tanto físico, mental y social, no solo la ausencia de las enfermedades" La evolución del término de salud ha ido transformándose conforme la sociedad ha ido evolucionando.

En un primer momento se hablaba de "ausencia de enfermedad". Él término enfermedad como tal apuntaba especialmente a disfuncionalidades orgánicas. Posteriormente se empieza a hablar de enfermos y se amplia el concepto hasta abarcar el entorno propio del ser humano.

Existe una concepción subjetiva de la salud y otra objetiva:

Subjetiva: Sensación de bienestar, ausencia de malestar y dolor. Es la que determina el uso y la demanda de la asistencia médica.

Objetiva: La resultante de los criterios de las personas que nos rodean respecto a nuestra situación en relación con una serie de normas aplicables a los diferentes niveles del ser humano (Físico, Biológico, Psicológico, Socio/cultural)[8].

La salud no solo depende de la adaptación al medio ambiente sino también al medio social y los factores sociales (aislamiento, soledad, marginación social, desempleo).

CONCEPCION SOCIAL DE LA SALUD

"... La salud y la enfermedad no son acontecimientos individuales sino sociales y aunque se intentan tratarlos como acontecimientos individuales, por ser el hombre miembro de una sociedad de la cual derive en buena parte su personalidad y estilo de vida, se convierten en sociales..."(Ricardo Moraga)[6].

El problema de salud hay que contemplarlo desde su Multicausalidad y a la vez con Unidad, esto se hace a través del trabajo en equipo.

La presencia del Trabajador Social en el equipo es básica, por que este profesional aporta la dimensión social para entenderla de una forma global[8], Intervención en salud, concepto biopsicosocial y atención integral, el trabajo social tiene como objetivo fomentar la toma de decisiones autónomas de individuos, grupos y comunidades respecto al cuidado y mejora de la salud, con la promoción y movilización de los recursos humanos necesarios.

PROBLEMÁTICA SOCIAL DEL ENFERMO CRÓNICO

Se define al enfermo crónico como aquel que presenta una enfermedad prolongada o frecuentes recurrencias. Todo esto lleva consigo casi siempre, un proceso invalidante que se desarrolla en tres fases: Deterioro, limitación funciona y incapacitación; Dificultad existente de una o más actitudes que, de acuerdo con la edad, sexo, rol social del sujeto es aceptado generalmente como esenciales componentes básicos de la vida diaria, tales como el cuidado, autonomía personal, relaciones sociales y actividad económica.

La persona experimenta un cambio en el rol social, requiere una atención que no se relaciona exclusivamente con las manifestaciones patológicas y su demanda sobrepasa el ámbito sanitario.

CARACTERISTICAS DE LOS ENFERMOS CRONICOS

1.- Enfermo permanente

2.- Incapacidad residual

3.- Largo tiempo de atención hospitalaria

4.- Falta de autonomía a veces sin familia o sin poder atenderle.

El enfermo crónico según su problemática social puede incidir en acelerar su proceso crónico, antes que otros pacientes con el mismo tipo de enfermedad. En este sentido tener en cuenta la dependencia de la familia, recursos económicos propios. A todas estas características hay que sumarle la dificultad de encontrar los recursos necesarios y adecuados, siendo decisivos junto con otros factores para mejorar la calidad de vida.

V. DISEÑO METODOLOGICO.

5.1- Tipo y enfoque del Eatudio

Se desarrollo una investigación de tipo no experimental, descriptiva, transversal, con enfoque cualitativo, comparativo y exploratorio

5.2.- Deacripción del área de eatudio

El estudio se realizó en la ciudad de Cochabamba Bolivia, en tres centros de tratamiento sustitutivo con hemodiálisis: el Hospital Viedma (público),; La Caja Nacional de Salud CNS (seguridad social a corto plazo) , y el centro de hemodiálisis HEMO D (Privado)

5.3.- Univerao y mueatra de Eatudio

Todos los pacientes de centros con tratamiento sustitutivo con hemodiálisis en estadio G5D. de la ciudad de Cochabamba.

Unidad de muestra:

Para el análisis cuantitativo y la descripción de la situación de la enfermedad renal se utilizó a toda la población de pacientes con ERC del Cochabamba

Para la descripción cualitativa del componente socioeconómico se tomo a los pacientes con ERC de los tres centros escogidos.

5.4.- Criterioa de incluaión

Todos los pacientes con ERC-G5D con tratamiento con hemodiálisis, de los centros de hemodiálisis de Cochabamba.

Pacientes mayores de 18 años, sin retraso mental o patología de base que impida hacer la entrevista. Para los grupos focales pacientes que acuden periódicamente a hemodiálisis y que acepten participar en el presente estudio.

5.5.- Criterioa de excluaión

Los pacientes en otro estadio de insuficiencia renal crónica, pacientes trasplantados

Pacientes de centros penitenciarios, mujeres embarazadas

Para los grupos focales, pacientes con menos de 2 años en tratamiento con hemodiálisis, pacientes con alteración psicológica o psiquiátrica de base y que no quisieron participar en el estudio.

5.6.- Fuentea de Información

La información fue obtenida de los Registro de diálisis Ministerio de Salud y Deportes de Bolivia, de los Centros de hemodiálisis de Cochabamba.

Los grupos focales y observación directa con notas de campo; información de la Unidad Trabajo social de dos centros de Hemodiálisis y el personal de salud.

5.7.- Métodoa e Inatrumentoa de recolección de la información

La información fue recolectada, del Registro Nacional de Diálisis Ingreso y Egresos Del Ministerio de Salud y Deportes de Bolivia, y el desarrollo de entrevistas grabadas de grupos focales de tres centros de Hemodiálisis.

Primeramente se realizó la recolección de la información a través de entrevistas del personal de salud Médicos, Enfermeras y Trabajadora Social para abordar el tema socioeconómico de la ERC-G5D, luego se realizó la observación de los tres centros de Hemodiálisis seleccionados por conveniencia, paralelamente se recolectaron datos del Registro Nacional de Diálisis del periodo junio 2012 a junio 2013, de todos los centros de Hemodiálisis hasta la última semana de agosto, se procedió a la tabulación de los datos.

La segunda tarea fue coordinar con los pacientes del Hospital Viedma, C.N.S. y HEMO D para la realización del grupo focal.

Con la yuda de un guión se les pidió A los entrevistados que relataran sus experiencias, actitudes sobre la repercusión socioeconómica de la ERC-G5D,

Al inicio de la entrevista se les informó que la entrevista seria grabada y luego transcrita y los datos que se proporcionen se codificarían y de esta manera proteger la identidad los datos, (algunos no quisieron la entrevista grabada y abandonaron la misma). Durante la entrevista me acompaño un personal de apoyo para notas de campo y observar la realización de la misma, los entrevistados relataron sus experiencias, sus vivencias sobre el tema socioeconómico.

Finalizada el ciclo de entrevistas se procedió al análisis, se codifico y categorizo las respuestas se interpretaron las respuestas con un enfoque cualitativo.

5.8.- Plan de proceaamiento de la información

Los datos recolectados en el registro de diálisis fueron ingresados a Epi Info versión 3.5.4. y Excel 2007; las entrevistas grabadas se transcribieron, codificando a los del Hospital Viedman con(V),

la CNS con (C) y HEMO D con(P)

5.9.- Delimitación cronológica y geográfica del eatudio

La presente investigación se realizó la segunda semana de Agosto a la tercera semana de septiembre de 2013, incluyendo a todos los pacientes con estadio ERC-G5D y las entrevistas grupales de tres centros de Hemodiálisis, Hospital Viedman, C.N.S. y HEMO D.

5.10.- Aapectoa éticoa

Se siguieron las recomendaciones éticas, se solicito el consentimiento verbal de los entrevistados y protección de datos, durante la entrevista se mostro neutralidad y respeto a los valores y opiniones del entrevistado.

VI.- RESULTADOS.

Los resultados del registro nacional de diálisis, de Cochabamba elaborado por el ministerio de salud y deportes, Programa salud renal encontrándose los siguientes resultados: los gráficos y tablas se encuentran en anexos

Entre sus características sociodemográficas tenemos un total de 399 pacientes estadio G5D(diálisis), del total de los pacientes renales hemodializados se encuentran con mayor frecuencia: el sexo masculino con 53.3% (212); Los Centros de Hemodiálisis con mayor pacientes son la C.N.S. 29.3%(117), el Complejo Hospitalario Viedman 22%(88); La Clínica los Olivos 14.5%(58), UNAER 10.5% (42). Asimismo se distribuye el resto en centros privados Grafico N° 1; La procedencia de pacientes encontramos, el 38 % son de nuestra ciudad, 5.8% Oruro, sin dato 53% .Grafico N° 2; La ocupación se distribuye , desempleado 29.9%(116), empleado 17%(69), estudiantes 6.6.%(26), jubilado 29.6%(117) y trabajo informal 17%(67).Grafico N° 12. Con un nivel de instrucción 42.8%(170) en secundaria, 21.9%(87) en primaria, 17.4%(69) universitaria. Grafico N° 3; El tipo de servicio donde realizan HD en Cochabamba, la mayoría hemodiálisis con un seguro 47.9 % en un centro privado 25.3 %, seguido del publico con 22.3 % y solamente 4.5% con el SSPAM. Grafico Nº 4. La variable edad tienen una leve asimetría, apreciación categorizamos cada 10 años encontrando entre 50-60 años un 26.8%(107), entre 60-70 24.3%(97) Grafico Nº 5.

La etiología de la insuficiencia renal de los pacientes que asisten a terapia de hemodiálisis en Cochabamba se deben principalmente a la Nefropatia Diabetica 38.6%(154), la segunda causa es desconocida 25.1%(100) la tercera seria la Nefropatia hipertensiva 13.3%(53), Glomerulonefritis 5.8%,(23) Nefropatia obstructiva 4.8%(19) perdida de injerto renal 4%(16) y otros 3.3.%(13). Gráfico Nº 6.

Las variables médicas relacionadas con el proceso de hemodiálisis en los pacientes renales según el registro nacional de diálisis son: El acceso vascular, encontramos fistula arteriovenosa interna (FAVI) con un 46.6 %, catéter temporal 41.6 % y con catéter definitivo 11.8%. Gráfico Nº 7.

Respecto a las serologías, encontramos seropositivos para hepatitis B, 1.3%(5) 4 de ellos en la CNS y uno en un centro privado. Cuadro Nº 1. No se encontraron casos de Hepatitis C, tampoco pacientes con VIH. Del total de los pacientes ERC-G5D, el 60% tiene esquema completo de vacunas contra la hepatitis B.

Para la Anemia tenemos la hemoglobina, de un total de 360 registros, tiene una distribución asimétrica, Para una mejor apreciación se categorizo los valores según parámetros de manejo de la anemia[2]; Gráfico Nº 8.

.De los registros de egreso 407 pacientes, (periodo junio 2012 a junio 2013), Encontramos 67.6%(275) es del servicio Privado, 20.6%(84) en el seguro, del servicio público 2,7%(11), Grafico Nº 9. Durante este periodo se encontró 29.4%(120) de fallecidos, de los cuales fallecieron fuera del servicio el 85%(102).Gráfico Nº 10.

Los resultados de los grupos focales se verán en el siguiente capítulo para una mejor correlación.

VII. ANALISIS Y DISCUSION.

En el análisis sociodemografico, encontramos 399 pacientes en estadio ERC G5D, La segunda causa es desconocida, nuestros pacientes llegan en estados avanzados de enfermedad renal crónica, que precisan entrar a diálisis urgente con catéter temporal, la mayor parte se dializa en un seguro, CNS, CPS y COSMIL, incluso estos compran servicios a centros privados, hay un flujo de pacientes como egresos tenemos cambio de centro, fallecimiento, interrupción y abandono, trasplante renal, traslado al exterior de los privados donde el tema económico tiene un papel preponderante, contrastando con el sector publico quienes tienen menos causas de egreso. Tabla Nº 2.

La edad productiva queda afectada comparada con otros países donde su pirámide poblacional es invertida y ya cuentan con la jubilación y un seguro que no es el caso nuestro[4]. En estos registros de diálisis del Programa Salud Renal del Ministerio de Salud, faltan datos importantes como el estado civil, la procedencia se lleno de forma incompleta lo mismo la fecha de ingreso y numero de sesiones a la semana, dando a un sesgo, asimismo, no tenemos parámetros de adecuación de diálisis y del manejo del metabolismo óseo mineral [2]. El 40% no tiene un esquema completo de vacunas contra la hepatitis B, se tendría que indagar las causas ya que las vacunas son distribuidas sin costo para grupos de riesgo. El control de la anemia se realiza mejor por las aseguradoras, contrastadas con los del público y servicio privado [5]. Tabla Nº 3.

El Estudio con enfoque cualitativo conto con 28 sujetos con insuficiencia renal crónica, estadio G5D (doce eran hombres y dieciseis mujeres, de edades comprendidas entre 24 y 73 años). La mayoría de los pacientes entrevistados presenta una fistula (FAVI) como acceso vascular, más de la mitad tienen una relación de pareja estable y tienen por lo menos un hijo, su nivel de formación fluctúa entre analfabeto, enseñanza media completa.

Casi todos los entrevistados con ERC, mencionaron tener hipertensión, diabetes mellitus y otros, dijeron no saber la causa de su enfermedad renal.

En esta investigación se tomaron en cuenta sólo a pacientes que cumplían criterios de inclusión y exclusión, los grupos comprendía entre más de dos años y el entrevistado con más tiempo de tratamiento fue de trece años.

Como instrumento se utilizo la entrevista grabada de grupos focales, esto permitió tener tres grupos focales con integrantes entre 8 a 11 personas en cada grupo. Los criterios para proceder de una manera determinada en la investigación fueron tener ERC con diferentes vivencias en el tratamiento y en la atención médica diferenciada que reciben al tener un seguro médico o no. Los tres grupos de personas son de diferentes contextos socioeconómicos el sector público CHV; asegurados CNS., y el privado HEMO D.

Después de una lectura cuidadosa de cada entrevista, se revelaron cuatro categorías conceptuales de análisis: Percepciones de la situación socioeconómica y el impacto de la Enfermedad renal crónica G5D (ERC) en el contexto del paciente con tratamiento sustitutivo con Hemodiálisis (HD)

Este análisis de la enfermedad contribuirá a relacionar, cómo los pacientes ERC con un tratamiento sustitutivo con hemodiálisis notan el deterioro de su salud, las implicancias en la crisis económica y social en la que se sumergen conforme pasa el tiempo y continúan enfermos.

Categoría: laboral, económica, familiar y psicosocial

La primera se divide en tres subcategorías: a) situación laboral, b) falta de información sobre la ERC en el trabajo y en la sociedad, c) perdida de la actividad laboral. La segunda categoría es el aspecto económico: a) las implicancias que traen dos componentes bien diferenciados la atención pública, el hecho de contar con un seguro, b) el empobrecimiento que lleva el tratamiento de la ERC G5D. La tercera categoría en lo personal como: a) la función social familiar es alterada, b) el abandono familiar y conyugal. La última categoría psicosocial, el tema: a) Restricción de actividades. Estas categorías resultaron tener el mayor impacto sobre el tema socioeconómico de la ERC G5D.

Los testimonios, las unidades de grabación de los pacientes con ERC, se refieren al proceso de adaptación a una enfermedad crónica y al tratamiento propuesto como una vivencia compleja llena de luchas, peleas, y superación de emociones. Esta situación tiene serias implicaciones sobre el impacto socioeconómico y la calidad de vida [6] de estos pacientes, porque reduce considerablemente el rendimiento físico, profesional, ocasionando un impacto negativo en la percepción subjetiva de la salud.

7.1.-Categoría: Socio laboral

"La salud y la enfermedad no son acontecimientos individuales sino sociales y aunque se intentan tratarlos como acontecimientos individuales, por ser el hombre miembro de una sociedad de la cual derive en buena parte su personalidad y estilo de vida, se convierten en sociales..."(Ricardo Moraga)[4].

El problema de salud hay que contemplarlo desde su Multicausalidad y a la vez con Unidad, esto se hace a través del trabajo en equipo.

La persona experimenta un cambio en el rol social, requiere una atención que no se relaciona exclusivamente con las manifestaciones patológicas y su demanda sobrepasa el ámbito sanitario.

Los pacientes diagnosticados con E.R.C. sufren limitaciones en la actividad laboral agravándose esta situación con su entrada en Diálisis y en la mayoría de los casos pérdida de su puesto de trabajo debido a las ausencias laborales tanto de forma esporádica como periódica.

7.1.1.- Subcategoría 1: Situación laboral

Por otra parte, también se incluyen en este aspecto las limitaciones o dificultades en la realización de actividades de la vida diaria, ya sean básicas o instrumentales, que requieren mucho o poco esfuerzo. Las declaraciones que siguen confirman lo expuesto:

(...) Trabajo medio tiempo, pero realizando actividades livianas, no pesadas, incluso siendo livianas a veces sí puedo y otras no (...) Trabajar es bueno, por eso me propuse hacerlo y poco a poco he ido haciendo cosas (...) (C1)

(...) Me debilita la hemodiálisis, no sólo yo, también otros/as salimos débiles y no podemos trabajar (...) (C2)

(...) Hay diferentes situaciones, yo me jubile recién, me enferme y no me trajo muchos problemas porque no trabajo, como otros. Y cuando me debilito no tengo que preocuparme por ir al trabajo (...) pero, tenemos pacientes más jóvenes que están en su pleno desarrollo de su trabajo y se sienten cansado por la hemodiálisis (...) (C5).

(...) Trabajaba medio tiempo, por pedir permiso constantemente, ahora, ya no trabajo (...) tengo que cuidar mi fistula (...) (V1)

(...) Mi trabajo es muy liviano, a medio tiempo (...) Pero, después de la hemodiálisis, no puedo trabajar, salgo muy cansado (...) (V3)

(...) Me encuentro mal de la vista, por la Diabetes, no trabajo, estoy como una planta que no hace nada (...) (V7)

(...) Trabajo medio tiempo, me dedico a vender, algunas veces me hincho (edematizó), por esta razón, tengo que permanecer en cama y no puedo volver al trabajo (...) (V8)

(...) No tengo fuerza en los brazos, no puedo hacer nada (...).Mis hijos, se encargan de todo, me ayudan en las tareas del hogar (...) no tengo fuerzas para hacer algo, no puedo levantar nada de peso, nunca hice nada en la casa después del problema de salud, no soporto lavar una prenda de vestir (...) (P5)

La situación laboral de nuestros entrevistados lleva a un sentimiento de frustración, impotencia e insatisfacción por no ser capaces de realizar sus actividades de la vida diaria, llegando a jornadas a tiempo parcial y trabajos más livianos C1, V3 y también debido al hecho de tener que delegar esta responsabilidad en otros, los pacientes adultos prácticamente ya no trabajan V7, P5.

La edad tiene una implicancia, en el hecho que para los adultos, la limitación funcional puede generar un sentimiento de frustración e impotencia, además de estar relacionada con la carga de enfermedad en el contexto socioeconómico, haciendo que los individuos que poseen un tratamiento paliativo que limita la realización de algunas actividades que se consideran esenciales en este grupo de edad [4]; En contraste, se espera la disminución funcional debido al proceso de envejecimiento de los ancianos lo que puede limitarlos en la realización de las actividades de la vida diaria, haciendo que el impacto de limitación en la vejez sea menos emocional y físico comparado con personas más jóvenes C5.

7.1.2.- Subcategoría 2: Falta de información aobre la ERC en lugarea de trabajo y la aociedad.

(...) Perdí mi trabajo por la ERC (...) Los compañeros/as de trabajo me decían...¡¡debes ser borrachita!! Cuando en realidad, era la enfermedad que nos cambia el color de la piel (...) (V1)

(...) Creo que falta información (...) En qué película, se ha visto la "diálisis", ¡¡no existe eso!!¡¡Nadie sabe eso!! No hay programa en tv, sobre prevención del riñón, no se informa adecuadamente, ni se escucha hablar al respecto (...) (V2)

(...) Un paciente trabajaba en la pepsi, no le dieron beneficio y le retiraron por la ERC (...) Estaba en periodo de prueba (...) (V7)

(...) Trabajo sólo en casa, pero hay días que no estoy bien y me pongo mal (...) En mi trabajo me siento bien (...) hay jefes y autoridades que ¡¡No entienden!!A la hora de pedir permiso para hacer estudios médicos, hay personas que ¡¡No conocen esta enfermedad!!... (C4)

(...) No hay un trabajo coordinado con médicos y enfermeras. El personal de salud, cada uno jala por su lado (...) es una rutina la hemodiálisis, te acostumbras, vienes te conectas, desconectas y te vas; ¡¡No sabes como estas!!¡¡No te informan como tienes que alimentarte!!¡¡Es una rutina!!Trato de llevar una vida autosuficiente, tener una vida lo más normal posible (...) mantenerme activo, cuido mis plantitas, vengo a mis consultas ¡¡Solo!!Para valerme por mí mismo (...) decirle a la muerte ¡¡aquí estoy!!Sí es mi turno ¡¡firme!!A la enfermedad le digo ¡¡Déjame vivir..!! (...) (C11)

(...) Lo que más me molesta es el prejuicio y la ignorancia de la gente que muchas veces no respeta ¡¡nuestros derechos!! (...) nos ven como ¡¡pobrecitos!!¡¡Dependientes de una máquina!! Por eso, nos niegan muchas oportunidades, de ser un ciudadano de derechos y deberes, con un trabajo. El jefe no entiende nuestras limitaciones y no emplea (...) (P4)

Podemos concluir que los entrevistados notan falta de información sobre la ERC en ámbitos laborales, sociales V2, C11, P4, también se sienten discriminados por falta de conocimiento de la enfermedad V1, C4.

Por lo tanto, además de los cambios físicos o psicológicos propios de la enfermedad y el tratamiento de los pacientes de ERC en hemodiálisis experimentan otras fuentes de estrés, tales como dificultades laborales que a menudo conducen a la pérdida de la actividad laboral. Por lo tanto, debemos informar, sensibilizar y socializar a la población, la Enfermedad Renal Crónica.

7.1.3.- Subcategoría 3: Perdida de actividad laboral

La enfermedad no es sólo la causante de la pérdida de trabajo, sino, cómo está montada la trama laboral para que haya mayor rentabilidad en la empresa. El paciente con E.R.C. supone una baja rentabilidad en su trabajo lo que dificulta las relaciones laborales.

(...)Trabajo en labores de la casa, desde que estoy en HD, gracias al tratamiento me siento bien, ya puedo cocinar, pero en diálisis peritoneal no tenía fuerzas, no podía hacer bien las cosas, solo oficios de casa (...) (C3)

(...) no trabajo, después de la diálisis me duele la cabeza, la enfermedad no me deja volver a trabajar (...) (V6)

(...) Cuando uno se pone fuerte puede trabajar (...) esta ERC laxa totalmente (...) (P1)

(...) Especialmente personas de edad no pueden trabajar (...) (P2)

(...) Lo que más me gustaba en mi vida, ¡¡Era trabajar!! Y ahora, me siento como si no pudiera hacer nada (...) Me llamaron para trabajar en estos días, pero ¿cómo puedo, volver hacerlo? Si tengo que venir todas las semanas para la diálisis (...) ((P4)

(...) Mi vida se vio afectada por la hemodiálisis. Antes, hacía de todo, trabajaba. Ahora, ¡¡Yo no puedo, trabajar!! ¡¡No puedo, cargar un peso más 10 kg!!El médico recomendó no levantar mucho peso, entonces se hace difícil para nosotros (...) Me encantaba trabajar, sembraba en el campo, me gustaba mucho, lo que hacía antes y ahora ¡¡Qué puedo hacer!! Nada (...) (P5)

Los pacientes en edad productiva, pierden su fuente laboral a consecuencia de la enfermedad Renal Crónica y el tratamiento que realizan V6,P4,P5.

La dificultad de la adaptación al puesto de trabajo por el tratamiento y las implicancias que produce una desvinculación laboral con pérdida de empleo, produciendo consecuencias inmediatas: disminución de ingresos económicos y sentimiento de no ser útil a sí mismo ni a su familia.

El trabajo es valorado por las familias como una fuente de salud, también la entrevista reveló que la mayoría de los individuos con enfermedad Renal Crónica no desarrollan un trabajo remuneradoC3, V6, V7, P1, P2, P4, P5 pero, cuando lo hacen, no cuentan con la ayuda y la comprensión del Empleador. Concluye este estudio que la ERC y su tratamiento constituye un impedimento directo para la realización de la actividad laboral reenumerada, en estos pacientes, debido a los diferentes factores que inciden en su salud.

7.2.- Categoría: Socioeconómica

El problema económico, viene dado por no poder seguir desempeñando su actividad laboral y el elevado costo del tratamiento sustitutivo de forma crónica. Todo esto lleva consigo la búsqueda de alternativas laborales y de tratamiento, produciendo la falta de adherencia al mismo, no pudiendo mantener el nivel de ingresos y generando la aparición de una serie de desequilibrios, sobre todo cuando los miembros de la familia son menores de edad o están estudiando no teniendo por ello la cualificación y preparación suficiente para desarrollar una actividad laboral, añadiéndose la dificultad actual de encontrar empleo.

El paciente con E.R.C. padece un déficit en su economía en uno de los momentos de su vida que más necesita el aporte económico. Hay un aumento de los gastos extra generados por su propia patología como pueden ser: Dieta alimenticia, tratamiento de fármacos, desplazamientos a tratamiento y en ocasiones cambio de domicilio por aproximación al centro de tratamiento, destacar las internaciones repetidas hospitalarias por complicaciones que presentan nuestros pacientes.

7.2.1.- Subcategoría 1: Laa implicanciaa diferenciadaa la parte pública y el hecho de contar con un aeguro

(...) Es preocupante, tener un padecimiento en los riñones, si no fuese el seguro ¡¡Qué sería de nosotros!! (...) Hay mucha gente que le afecta y sufre por el factor económico en el Hospital Viedman, por suerte, nosotros estamos bien, sin embargo, hay otras personas que no se dan cuenta que la diálisis cuesta más, que su descuento de su seguro (...) (C2)

(...) Particularmente cuesta más la HD, es una gran ventaja que nos hagan la hemodiálisis aquí con los aportes que hemos hecho, ¡¡no pagamos gastos directos de la HD!!Cuando estamos débiles nos compramos medicamentos para la nutrición y complejo B (...) (C5)

(...) Somos pacientes ¡¡Bendecidos!!¡¡Por tener seguro!!En un privado cuesta 600 Bs. considerando que somos atendidos dos veces a la semana. Y el servicio en un público tiene un costo de 140 Bs. (...) (C11)

(...) Mucha gente,¡¡Murió!!Por el factor económico, hacemos lo que sea por ¡¡Sobrevivir!! (...) (V1)

(...) Hoy se gasta, pero ya no como antes en el publico, algunas medicinas son subvencionadas, esto beneficia en algo, pero hay gente que no tienen de donde conseguir, el factor económico es lo principal (...) ¡¡No hay plata que alcance..!!! (...) (V2)

(...) El alquiler de las maquinas es 100 Bs; No sabemos, cómo va ser ¡¡Nuestro futuro!!, con las movilizaciones, realizadas se ha hecho más económicos los insumos (bidones de bicarbonato y acido, heparina, agujas) cada paciente trae su material para cada sesión ej. Tela adhesiva. Muchos tienen hijos pequeños, con obligación sobre sus necesidades, por otro lado el tener que cubrir la alimentación, medicación, el costo es altísimo (...) (V3)

(...) El seguro no tiene maquinas, para tratar la enfermedad, pero accedo a otra atención y a donde vaya tengo que llevar las facturas (...) Mi trabajo es liviano no levanto cosas pesadas....antes me dializaba en un privado, 100 $us. La sesión, un ¡¡Ojo de la cara!! Era ¡¡Una fortuna!!Tuve que escapar de ahí (...) (V2)

(...) ¡¡Quién, podía creer o pensar en tener la enfermedad renal!! Y decir ¡¡Me voy a conseguir un seguro!! Sí en el país ¡¡Vivimos el día a día!!...¡¡Aquí en Bolivia, no hay información!!!...¡¡No hay, como decir, el seguro me va cubrir!!...¡¡Cada uno, se busca, la vida como puede!! (...) (P5)

Se evidencia, claramente con el discurso de los pacientes, que el hecho de contar con un seguro, es una gran ventaja para mitigar la repercusión socioeconómica del paciente C2, C5, C11, hecho muy diferente en la parte publica, donde se evidencia que el factor económico es primordial para prolongar la vida, aunque ahora el estado subvenciona una parte de los insumos y el alquiler de la maquina, mitigando un poco el costo V1, V2, V3; El costo sigue siendo altísimo por ser una enfermedad crónica y además tener costos indirectos de la enfermedad V3, tomar en cuenta que para las aseguradoras y el estado los costos son altísimos, P5. Esto se debe al hecho de que el tratamiento de hemodiálisis requiere atención por lo menos tres días a la semana y también, por todo el desgaste físico causado, esta situación, da lugar a una disminución de los ingresos mensuales. Esta circunstancia lleva a menudo a dificultades socioeconómicas, esenciales para la supervivencia de estos pacientes y de sus familiares.

7.2.2.- Subcategoría 2: El empobrecimiento que lleva el tratamiento de la ERC G5D

(...) No hay economía que aguante, las personas que no tienen seguro se dializan hasta que puedan, se empobrece la gente, primero empiezan en un privado hasta que no pueden mantener el tratamiento por muchos años (...) (C3)

(...) Es grave para los que no tienen seguro venden todo lo que poseen (...) (C9)

(...) Quienes estamos afiliados a la caja...¡¡Gracias a Dios, estamos afiliados!!...cada sesión en un privado tiene un costo aproximado de 500 bs. ¡¡Es terrible!!¡¡ No saben, de dónde van a sacar dinero, para su sesión!! (...) (C10)

(...)Aún en público, lleva al empobrecimiento, yo empecé en un privado, tuve que vender mis cosas porque cuando iba a realizarme el tratamiento. El Dr. Me decía:¡¡hola!! ¡¡Ricardito no has pagado!! (...) ¡¡Cuando reúnas la platita, vas a dializarte!!! (...) (C11)

(...) ¡¡Yo tendría, un horro, si no tuviese la enfermedad!!... ¡¡Depende dónde se hace la hemodiálisis!!Porque en un privado el precio, es altísimo. Cada hemodiálisis sale 100 $us; no se puede comprar los insumos, el factor económico es lo primordial (...) (V2)

(...) Como a todos, con esta enfermedad, ¡¡Nos deja pobres!!No creo, que una persona que hace diálisis tenga ahorros y diga ¡¡eh!!¡¡Tengo, dinero, ahorrado!! ¡¡Imagínate!!¡¡Cada mes, que no trabajas, gastas y sigues sacando, sacando, dinero, de dónde no hay!! Uno vive diciendo ¡¡Dios ayúdame!! (...) (V7)

(...) Falta plata y a lo largo del tratamiento, también la familia se cansa, cada situación es diferente (...) (P5)

(...) Ya sólo dializo dos sesiones por semana, y alguna veces, hasta hice sólo una sesión porque ya vendí muchas cosas, mis vaquitas, ya no sé de ¡¡dónde sacar el dinero, para pagar las sesiones de diálisis!! (...) (P6)

Queda muy claro que el empobrecimiento es principalmente para aquellos que no cuentan con seguro, venden todos sus inmuebles, pertenencias, llevando al sufrimiento familiar. Al principio los pacientes, empiezan sus tratamientos en centros privados, donde difícilmente pueden mantenerse en este medio, por lo cual, hacen peripecias para entrar al seguro, o al sector publico en este último con una lista de espera de 167 pacientes. Actualmente, datos de nefrología del sector público, trae importantes limitaciones. Los asegurados no tienen que pagar los costos directos de la hemodiálisis, quienes sobrellevan mejor esta situación.

Considerando que también las aseguradoras y el Estado, son quienes cubren los gastos que a largo del tratamiento se hace insostenible para la economía de las aseguradoras y de cualquier país.

7.3.- Categoría: Sociofamiliar

· ETAPA DE DESORGANIZACIÓN:

Se rompe la estructura de funcionamiento familiar. En esta etapa la actitud del equipo asistencial será, predominantemente de escuchare indagar como la situación ha afectado a la familia y ofrecer información acerca de la enfermedad.

· RECUPERACIÓN DE LA CRISIS:

La familia llega a un punto de recuperación, al cual debemos estar atentos, y donde se produce una mayor asimilación del aprendizaje y manejo de la enfermedad. En esta etapa es cuando la familia va asumiendo responsabilidades por otros miembros.

· UN NIVEL DE REORGANIZACIÓN:

Ira en función del grado de invalidez resultante de la enfermedad y de los recursos que disponga la familia.

7.3.1.- Subcategoría 1: Función aocial familiar alterada

Generalmente la familia desde el momento que comienza la entrada en Diálisis la actitud hacia ellos es de protegerlos y considerarlos como inválidos con la consiguiente carga de angustia tanto del paciente como de la propia familia así es como relatan los pacientes

(...) La familia,¡¡Se aburre de nosotros!!Los hijos tienen que de recogernos, vestirnos aveces no podemos entrar solos al baño (...) (C1)

(...) ¡¡ A mí, me tratan mal!! (...) Tengo que aguantarme, por mis hijos ya que ella (la esposa) se ocupa de mi y de ellos, mis hijos me comprenden, ayudo en casa yo cocino (...) (C2)

(...) ¡¡Gracias a Dios!!Mis hijas me tratan bien (...) (C3)

(...) ¡¡La alimentación es diferente!! Y¡¡La familia tiene que cocinar aparte, es una molestia para la familia!! (...) (C5)

(...) Mi familia ¡¡está bien!! Pero, hay casos, que ¡¡No hay quien venga a recogerlos, no tienen apoyo, solos se vienen y se van!! (...) (V1)

(...) La familia es la que ¡¡Paga los platos rotos!! De la enfermedad (...) (V2)

(...) Para mi familia,¡¡Yo trato de estar sana, ayudo, agarro la manguera, limpio y estoy tranquila!! (...) (P2)

El tratamiento de la enfermedad crea una dependencia familiar y cambio de roles en el núcleo familiar C1, C2, V2; Por un lado, la dependencia como tal, al tratamiento que genera una insatisfacción por el nuevo estilo de vida y por otra parte, la dependencia a la familia ocasionando un sentimiento de carga al necesitar su ayuda para un desenvolvimiento normal en su vida cotidiana C2, P2;Con relación al paciente, la familia ocupa un mayor espacio y lugar a la vez que hay una perdida en su actividad social habitual lo que repercute en sus relaciones sociales C3

Cuando surge la enfermedad, se establece un cambio en la dinámica familiar y cumplimiento de roles. Todo esto consiste en un cambio de roles familiares, es decir, otro miembro asume la responsabilidad de proveedor de la familia. Se configura un proceso de adaptación de cada uno de los miembros que lo integran este grupo social.

7.3.2.- Subcategoría 2: Abandono familiar y conyugal

(...)¡¡No alcanza el dinero!!¡¡La alimentación es diferente!! Y¡¡La pareja lo abandona!!...hay señores que no pueden caminar, solitos están, a veces los hijos se olvidan de los padres y los hijos se olvidan y no los recogen, los pobres viejitos solos están sentados esperando después de la diálisis (...) (C1)

(...) Somos pacientes bendecidos por tener seguro, si no tienes seguro, destruye familias matrimonios, es fatal yo vi dos casos de abandono familiar al año y a los dos años, el hombre pierde función sexual, aparte el enfermo crónico cansa a la familia, genera problemas (...) (C11)

(...) Puede suceder la desintegración familiar, por falta de comprensión de la pareja en la situación de la enfermedad y su dependencia a la máquina (...) (C9)

(...) La familia se cansa, se aleja como si ¡¡apestaras!! (...) Hay hombres y mujeres abandonados, si te enfermaste y no tienes alguien que te apoya, ¡¡Te Mueres!! (...) ¡¡Te dejan solo!! ¡¡Te moriste!! (...) (V7)

(...) La familia, a veces ¡¡Te abandona, o a desintegra!!En un principio te apoyan luego con el tiempo continua la enfermedad se cansan¡¡Es un sacrificio, que cansa!! (...) (P2)

La problemática familiar se puede ver agravada si anteriormente a la enfermedad existían problemas familiares, influyendo en el tratamiento y en el enfermo.

Todo esto nos dará información acerca del apoyo de familia hacia el enfermo, Los pacientes con mayor limitación y edad son dependientes de la familia, que llega al cansancio así lo perciben C1, V7, P2. Hay casos de abandono conyugal, por las implicancias del estilo de vida, dependencia al tratamiento y la disfunción sexual C11, V7.

7.4.- Categoría: Social y paicológica

El rol social, que el individuo desarrolla en el trabajo, en la familia, en la comunidad, en las relaciones con amigos o conocidos, así como el apoyo y la participación social se alteran por la ERC. Por lo tanto, además de los cambios físicos o psicológicos propios de la enfermedad y el tratamiento, los pacientes de ERC en hemodiálisis experimentan otras fuentes de estrés, tales como dificultades

- La fuerte preocupación por la enfermedad que padece le desencadena pensamientos "negativos" en torno al futuro laboral, familiar, social. Incluso sensación de muerte inminente [5].
- La respuesta psicológica del paciente depende de su personalidad previa, soporte familiar, social y curso de su enfermedad el estrés psicológico: Régimen dietético,

ingesta de líquidos, procedimiento dialítico, enfermedad, pérdidas múltiples, disfunción sexual asociada

(...) Muchas cosas cambian, los nervios te afectan, puedes explotar "reñir" cambio de carácter fácilmente (...) (C1)

(...) No voy a eventos sociales, trato de cuidarme, tenemos muchas restricciones con la alimentación y el agua (...) (C9)

(...) No puedo viajar, es un cambio total del estilo de vida (...) (C10)

(...) A algunos, la enfermedad ¡¡Nos abofetea, más que a otros!! Llevo 13 años, me ha costado asumir la enfermedad, no es fácil decir¡¡Yo Soy Crónico!!Por otra parte, tengo una buena mujer de compañera, actividades sociales depende de la edad y como asumes la enfermedad (...) (C11)

(...) A la fiesta se viene ¡¡A beber y comer!!¡¡No a observar a la gente!! Eso dicen en los eventos sociales, por eso,¡¡Yo no voy a la fiesta, aunque sea de un familiar!! (...) (V1)

(...) Todos sobrevivimos por la HD, gracias a la máquina, sino hacemos la diálisis seguro ¡¡Nos vamos a morir!! (...) En Argentina, Perú y Chile la hemodiálisis está a cargo del estado, incluso en Argentina tienen un banco de Riñones (...) (V2)

(...) Prácticamente nuestra actividad es con los mismos pacientes, entre ¡¡Nosotros salimos!! (...) vida social alguna vez (...) (V3)

(...) Estudio en el día, me dializo por la noche, es cansador pero quiero terminar mi carrera universitaria (...) (V9)

(...) Ya no realizo actividades sociales, ya ¡¡Me siento decaída!! (...) (P2)

(...) Pero con el tratamiento,¡¡Yo no puedo, alimentarme bien!! ¡¡Y si tengo que comer ha de ser poco!! ¡¡Si bebo agua, tiene que ser poca!!¡¡No puedo tomar mucha agua!! Porque puede empeorar mi salud, debo¡¡Evitar comer en exceso!!y ciertos tipo de cosas para no sentir ¡¡mucha sed!! (...) (P4).

La Función Social de Regular a mala, esto puede deberse a que el tiempo que deben dedicar los pacientes para la terapia es bastante, por lo tanto, reduce su tiempo como para realizar actividades sociales, por otra parte las limitaciones de la enfermedad también lo alejan de su círculo de amigos C9, V1,V3 y P2.

También se ven muy restringidos, es evidente que el hecho de que estos individuos no pueden comer y beber como quisieran, implica limitaciones que representan los principales obstáculos para ser superados cada día por ellos C9, V1 y P4. Esta situación se presenta como una fuente de estrés importante y es responsable de los problemas relacionados con la vida de estas personas C1, C10

Se sabe que la nutrición juega un papel central en el tratamiento de la enfermedad renal y es un desarrollo importante en la calidad de vida. El ERC; Impone una serie de retos clínicos directamente relacionados con el estado nutricional.

Sabiendo la percepción de la calidad de vida, el personal de salud puede centrarse más en las necesidades reales de la persona y no verlo sólo como un enfermo, si no como un "ser humano biopsicosocial", es decir, abordarlo desde la multicausalidad [4], una manera más integral, que incluye sus valores, creencias y percepciones V2, V9.

Este conocimiento permitirá realizar intervenciones de acuerdo a las características y situación de vida por la que está atravesando cada persona en particular.

Es importante tomar en cuenta el tema cultural de nuestra sociedad y nuestros pacientes renales, la cultura moldea el comportamiento de las personas y desde el punto de vista global las fuerzas político-económicas y las prácticas culturales hacen que las personas actúen con el medio ambiente de manera que pueda afectar la salud.

La aceptación social pasa por respetar estos principios y hacerlo visibles a los demás, como en el presente trabajo de repercusión socioeconómica de la enfermedad renal crónica G5D.

VII.- CONCLUSIONES.

En este estudio se constató que la ERC y el tratamiento de hemodiálisis traen cambios significativos en la vida de los individuos que la padecen concluimos:

Tenemos 399 pacientes en estadio ERC G5D, La primera causa es la Diabetes y la segunda sorprendentemente es desconocida.

El 41 % del paciente en hemodiálisis cuentan con catéter temporal lo que refleja que los pacientes llegan en estados avanzados de enfermedad renal crónica y precisan entrar a diálisis de urgencia.

Cerca al cincuenta por ciento se dializa en un seguro a corto plazo, un 25 % en el sistema público y el otro 25 % en el privado. En los privados donde el tema económico tiene un papel preponderante se observa una gran cantidad de egresos, contrastando con el sector publico quienes tienen menos causas de egreso.

La edad productiva queda afectada, 30 a 60 años ya que el 49.% de pacientes que dializan están comprendidos en este rango etario .Y el 40% no tiene un esquema completo de vacunas contra la hepatitis B.

Tenemos muchos pacientes dializando en centros privados, el estado no cuenta con una oferta adecuada a la demanda de pacientes habiendo una lista de espera de 167 pacientes para entrar al sector público

El tratamiento sustitutivo con Hemodiálisis de la ERC- G5D, trae limitaciones en la adaptación de la actividad diaria que repercute en la actividad laboral.

El hecho de ser paciente jubilado o contar con un seguro hace sobrellevar mejor la limitación producida por la enfermedad. El hecho de contar con un seguro es una gran ventaja para mitigar la repercusión socioeconómica.

En la atención pública la subvención de insumos mitiga los costos directos, sin embargo por la cronicidad de la enfermedad igual se llega al empobrecimiento individual y familiar, esto es más marcado en los centros privados donde la terapia de hemodiálisis se hace insostenible a lo largo de los años.

Se concluye que hay un cambio en la dinámica familiar y cumplimiento de roles, el paciente pasa por etapas de adaptación y trae desequilibrios psicosociales, produciendo sentimientos de frustración por el régimen dietético, ingesta de líquidos y dependencia al tratamiento y el abandono familiar conyugal en algunos casos, sentimientos negativos de no ser útil a sí mismo ni a su familia.

Se destaca la falta de información en ámbitos laborales y sociales donde se percibe desconocimiento de la ERC. Debemos trabajar en prevención y promoción de la salud en estadios precoces de la ERC y no llegar a fases avanzadas donde los costos son altísimos para el paciente, la familia, las aseguradoras y el estado.

Debemos hacer un manejo multidisciplinario, por lo tanto, que atienda las especificidades de la persona como un todo, como un ser biopsicosocial, contribuyendo así a la mejora de la calidad de vida y la percepción socioeconómica.

VIII.- RECOMENDACIONES.

El Estado debe buscar ampliar la cobertura y cubrir grupos vulnerables, con un seguro de salud, fomentar la coordinación entre los diferentes niveles de atención de salud y sectores de la sociedad para la rehabilitación adecuada del paciente de ERC en hemodiálisis.

Realizar un Adecuado registro de datos de Diálisis, que comprenda variables que puedan medir la verdadera dimensión de la ERC G5D.

Realizar un trabajo Integral multidisciplinario coordinado entre Médicos, Enfermeras, Nutricionista, Psicólogos y Trabajadoras Sociales en todos los servicios es importante la cualificación al personal que está en contacto con los pacientes con ERC a través de grupos de educación continua.

IX.- BIBLIOGRAFIA.

1. Santos Depine Consultor OPS/OMS, Dra. Ana Claudia Pacheco Contraparte Nacional."Taller para la elaboración del Programa Nacional de Prevención de

Enfermedades Renales" según Resolución Ministerial No. 0314 y Comisión. Ministerio de Salud y Deportes. Dirección General de Salud. Programa Nacional de Salud Renal. Bolivia 10 de mayo de 2007.

2. R. Marín, M. A. Goicoechea, M. Gorostidi, A. Cases, J. Díez, G. Escolar, F. FernándezVega, R. Palomar, E. Rodrigo, I. Martínez, y J. Segura, en representación del

Comité de Expertos, de la Guía de la Sociedad Española de Nefrología (SEN) Riñón y Enfermedad Vascular,2006,Volumen 26. Número 1.

3. Bover Sanjuán, Jordi (SEN),Cebollada, Jesús (SEMI), Escalada, Javier (SEEN), Esmatjes, Enrich (SED), Fácila, Lorenzo (SEC), Gamarra, Javier (SEMG), Górriz Teruel, Jose Luís (SEN), Gràcia, Silvia (SEQC), Hernández, Julio (SEMG), Llisterri Caro, José Luís (SEMERGEN), Martínez Castelao, Alberto (SEN), Mazón, Pilar (SEC), Montañés, Rosario (SEQC), Morales, Francisco (SELHELHA), Muñoz, Manuel (SEEN), de Pablos Velasco, Pedro (SED), de Santiago, Ana (SEMERGEN), Sánchez-Celaya, Marta (SEMFyC), Segura de la Morena, Julián (SELHELHA), Suárez, Carmen (SEMI), Tranche, Salvador (SEMFyC).Documento de consenso sobre la Enfermedad Renal Crónica, 27 Noviembre 2012.

4. Ricardo Moragas, Gerontologia Social del Adulto, envejecimiento y calidad de vida, 2ed. Barcelona, vol. 30, Herder 2004.

5. R.Repáraz Romero. Aspectos sociales de los enfermos con insuficiencia renal crónica en la Comunidad Autónoma Gallega: situación de los pacientes pediátricos. Problemática social del enfermo renal crónico en la comunidad autonómica gallega.1987.1:14.

6. Malheiro Oliveira, P., Arruda Soares, D. Percepciones de las personas con insuficiencia renal crónica sobre la calidad de vida. Enfermería Global. Octubre 2012.isnn 1695-6141:28.

7. Nefrologia digital. PLATAFORMA DIGITAL DE LIBROS y MONOGRAFIAS ACTUALIZABLES.ORGANO EDITORIAL DE LA SOCIEDAD ESPAÑOLA DE NEFROLOGIA.20 agosto 2013 http://nefrologiadigital.revistanefrologia.com/modules.php?name=home.

8. Rafael Marín. Riñon y enfermedad Cardiovascular. sociedad española de nefrologia.2004.24:6.

X.- ANEXOS.

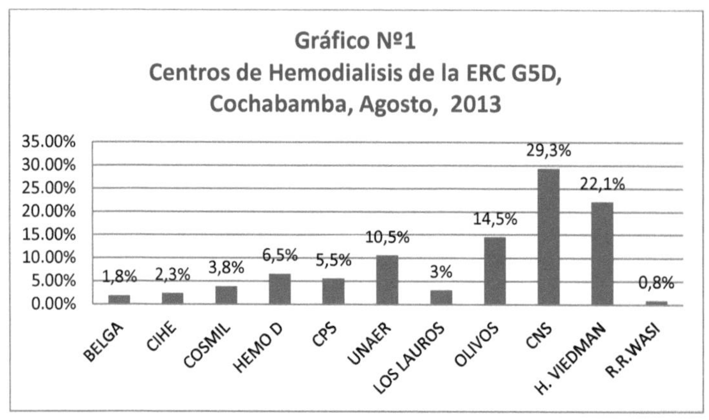

Gráfico Nº1
Centros de Hemodialisis de la ERC G5D, Cochabamba, Agosto, 2013
35.00%
30.00%
25.00%
20.00%
15.00%
10.00%
5.00%
0.00%
1,8%
2,3%
3,8%
6,5%
5,5%
10,5%
3%
14,5%
29,3%
22,1%
0,8%
BELGA
CIHE
COSMIL
HEMO D
CPS
UNAER
LOS LAUROS
OLIVOS
CNS
H. VIEDMAN
R.R.WASI

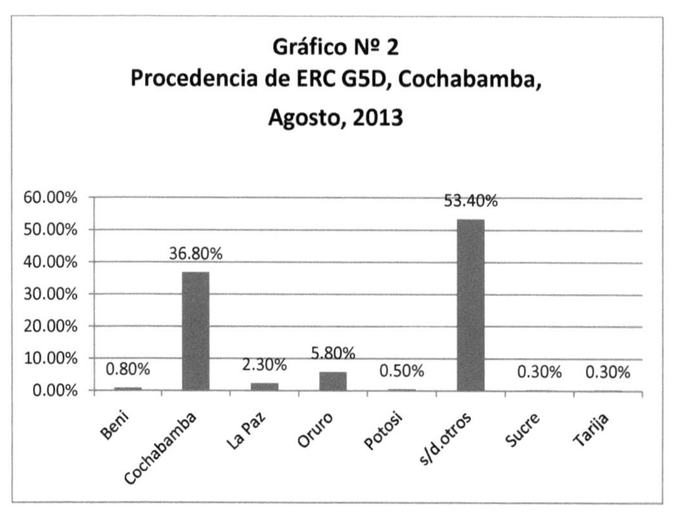

Gráfico Nº 2
Procedencia de ERC G5D, Cochabamba, Agosto, 2013
60.00%
50.00%
40.00%
30.00%
20.00%
10.00%
0.00%
0.80%
36.80%
2.30%
5.80%
0.50%
53.40%
0.30%
0.30%
Beni
Cochabamba
La Paz
Oruro
Potosi
s/d.otros
Sucre
Tarija

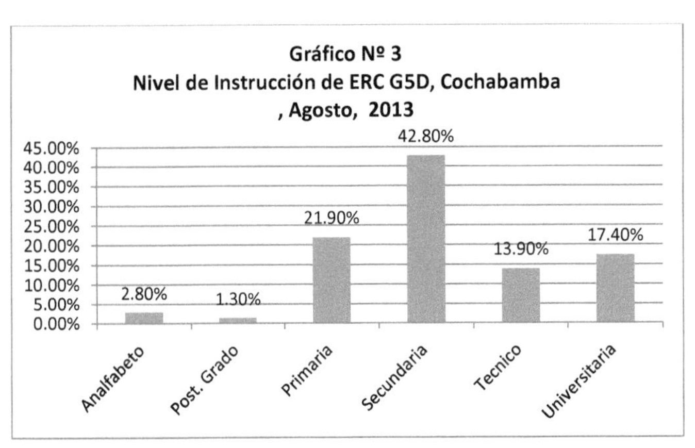
Gráfico Nº 3
Nivel de Instrucción de ERC G5D, Cochabamba
, Agosto, 2013
45.00%
40.00%
35.00%
30.00%
25.00%
20.00%
15.00%
10.00%
5.00%
0.00%
2.80%
1.30%
21.90%
42.80%
13.90%
17.40%
Analfabeto
Post. Grado
Primaria
Secundaria
Tecnico
Universitaria

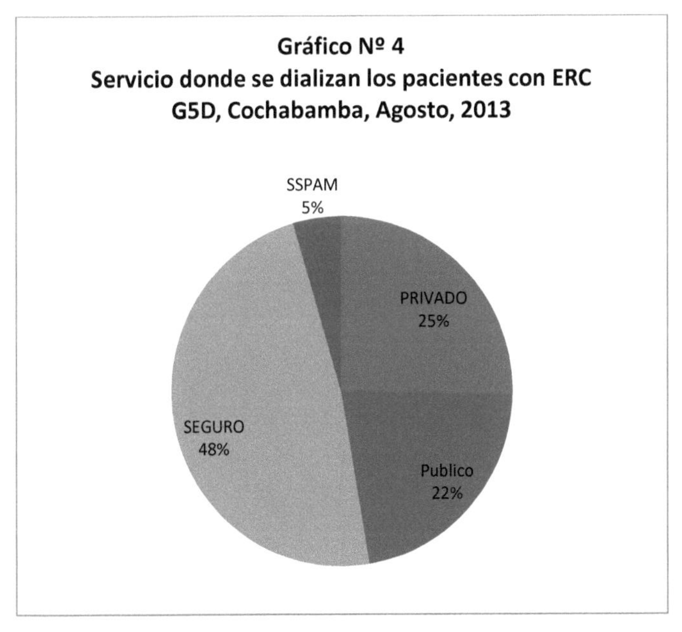
Gráfico Nº 4
Servicio donde se dializan los pacientes con ERC
G5D, Cochabamba, Agosto, 2013
SSPAM
5%
PRIVADO
25%
Publico
22%
SEGURO
48%

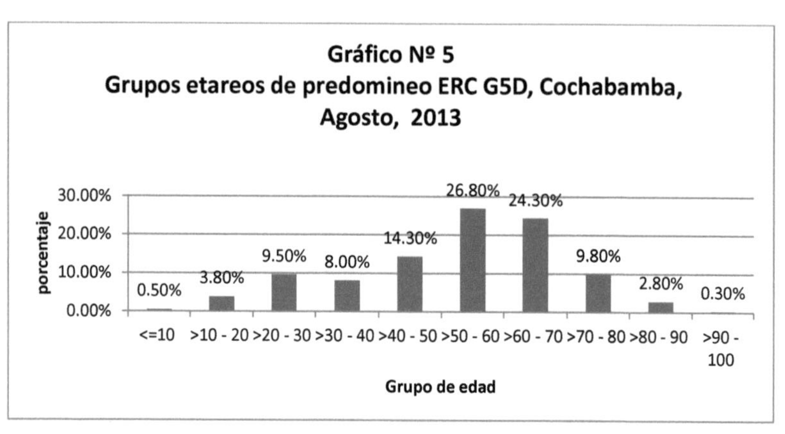

Gráfico Nº 5
Grupos etareos de predomineo ERC G5D, Cochabamba, Agosto, 2013
porcentaje
30.00%
20.00%
10.00%
0.00%
0.50%
3.80%
9.50%
8.00%
14.30%
26.80%
24.30%
9.80%
2.80%
0.30%
<=10
>10 - 20
>20 - 30
>30 - 40
>40 - 50
>50 - 60
>60 - 70
>70 - 80
>80 - 90
>90 - 100
Grupo de edad

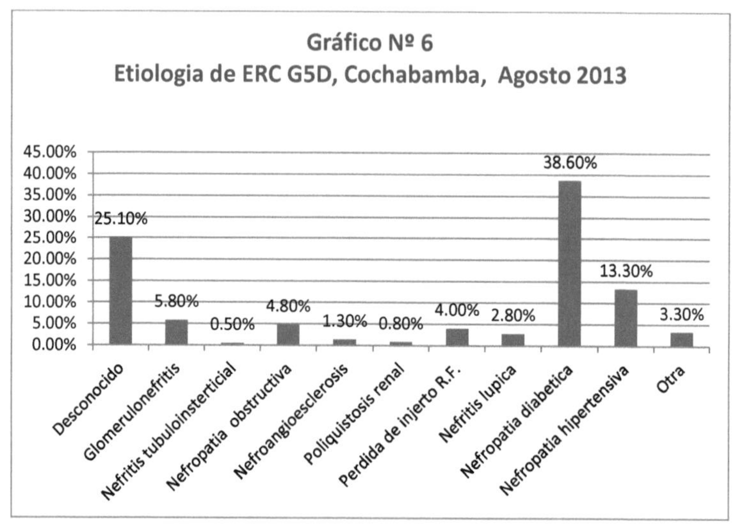

Gráfico Nº 6
Etiologia de ERC G5D, Cochabamba, Agosto 2013
45.00%
40.00%
35.00%
30.00%
25.00%
20.00%
15.00%
10.00%
5.00%
0.00%
25.10%
5.80%
0.50%
4.80%
1.30%
0.80%
4.00%
2.80%
38.60%
13.30%
3.30%
Desconocido
Glomerulonefritis
Nefritis tubuloinsterticial
Nefropatia obstructiva
Nefroangioesclerosis
Poliquistosis renal
Perdida de injerto R.F.
Nefritis lupica
Nefropatia diabetica
Nefropatia hipertensiva
Otra

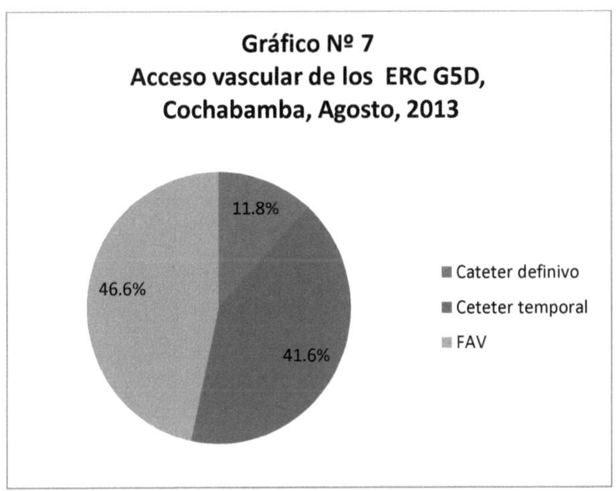

Cuadro Nº 1

Hepatitis B, ERC G5D, Cochabamba

Septiembre 2013.

Hepatitis B	**Frecuencia**	**Porcentaje**
Yes	5	1,3%
No	394	98,7%
Total	399	100,0%

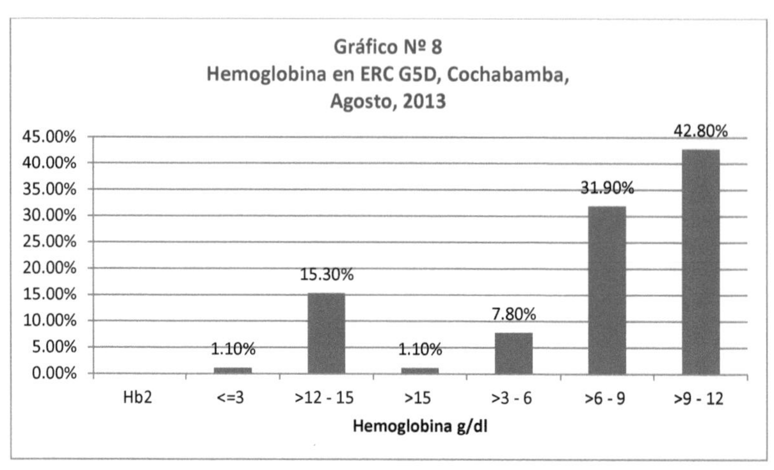
Gráfico Nº 8
Hemoglobina en ERC G5D, Cochabamba, Agosto, 2013
45.00%
40.00%
35.00%
30.00%
25.00%
20.00%
15.00%
10.00%
5.00%
0.00%
1.10%
15.30%
1.10%
7.80%
31.90%
42.80%
Hb2
<=3
>12 - 15
>15
>3 - 6
>6 - 9
>9 - 12
Hemoglobina g/dl

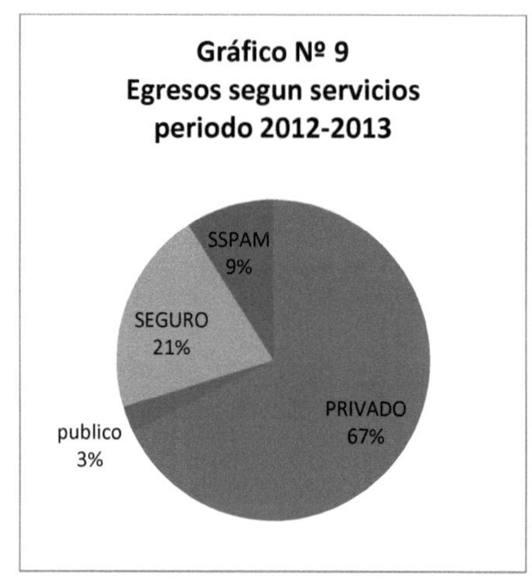
Gráfico Nº 9
Egresos segun servicios periodo 2012-2013
SSPAM 9%
SEGURO 21%
publico 3%
PRIVADO 67%

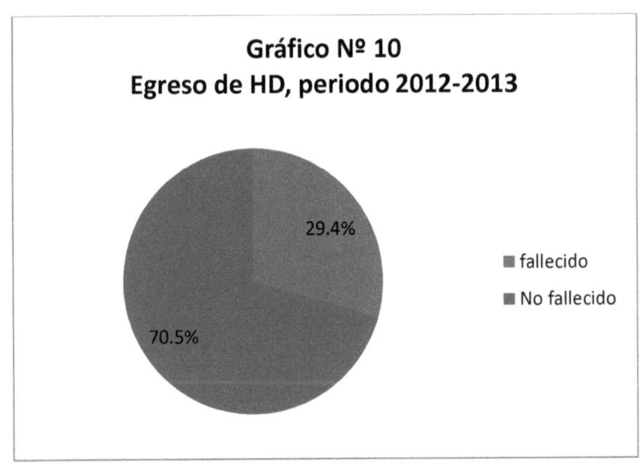
Gráfico Nº 10
Egreso de HD, periodo 2012-2013
29.4%
70.5%
fallecido
No fallecido

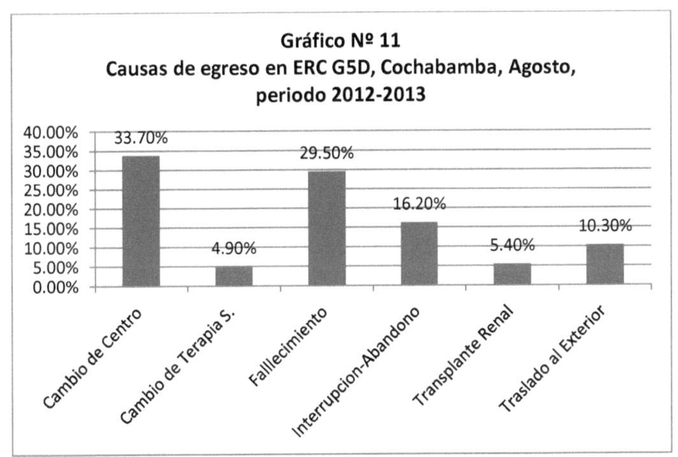
Gráfico Nº 11
Causas de egreso en ERC G5D, Cochabamba, Agosto, periodo 2012-2013
40.00%
35.00%
30.00%
25.00%
20.00%
15.00%
10.00%
5.00%
0.00%
33.70%
4.90%
29.50%
16.20%
5.40%
10.30%
Cambio de Centro
Cambio de Terapia S.
Falllecimiento
Interrupcion-Abandono
Transplante Renal
Traslado al Exterior

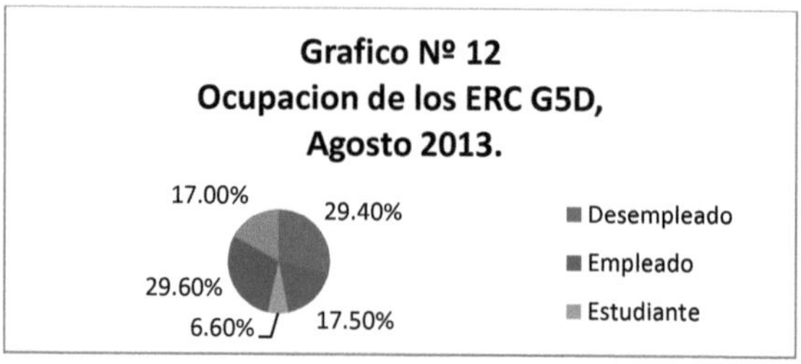

Grafico Nº 12
Ocupacion de los ERC G5D,
Agosto 2013.

17.00%
29.40%
29.60%
6.60%
17.50%

- Desempleado
- Empleado
- Estudiante

Tabla Nº 2

Egresos por Centros de Hemodiálisis de la ERC G5D

Cochabamba, periodo 2012-2013

Centro de HDs	Cambio de Centro	Cambio de Terapia Sustitutiva	Fallleci miento	Interrupcion-Abandono	Transplante Renal	Traslado al Exterior	TOTAL
Belga	21	0	5	1	4	1	32
CIHE	9	0	6	0	0	0	15
COSMIL	0	0	2	0	0	0	2
HEMO D	16	0	14	42	2	10	84
CPS	0	0	0	0	1	0	1
UNAER	8	0	1	0	0	6	15
LOS LAUROS	6	1	11	8	4	5	35
OLIVOS	52	2	30	12	6	18	120
CNS	14	17	31	0	1	1	64
H.VIEDMAN	10	0	20	3	2	0	35
R.R.WASI	1	0	0	0	2	1	4
TOTAL	137	20	120	66	22	42	407

Tabla Nº 3

Hemoglobina por centros de Hemodiálisis de la ERC G5D

Cochabamba, periodo 2012-2013

Centros de HD	<=3	>3 - 6	>6 - 9	>9 - 12	>12 - 15	>15	TOTAL
BELGA	0	0	2	4	1	0	7
CIHE	0	1	2	3	3	0	9
COSMIL	0	0	5	6	2	1	14
HEMO D	0	0	6	9	1	0	16
C.P.S	0	0	0	4	0	0	4
UNAER	0	0	5	20	17	0	42
LOS LAUROS	0	0	7	5	0	0	12
LOS OLIVOS	1	9	30	17	1	0	58
C.N.S.	0	0	16	69	30	2	117
H. VIEDMAN	3	18	41	15	0	1	78
R.R. WASI	0	0	1	2	0	0	3
TOTAL	4	28	115	154	55	4	360

Fotografia Nº 1

Grupo focal del hospital Viedma

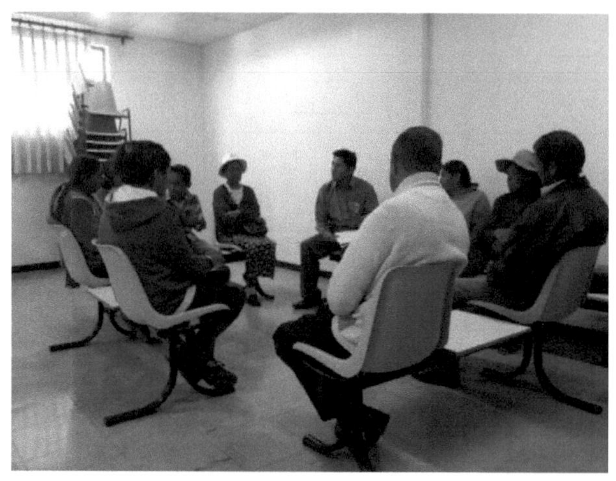

Fotografia Nº 2

Grupo focal del C.N.S

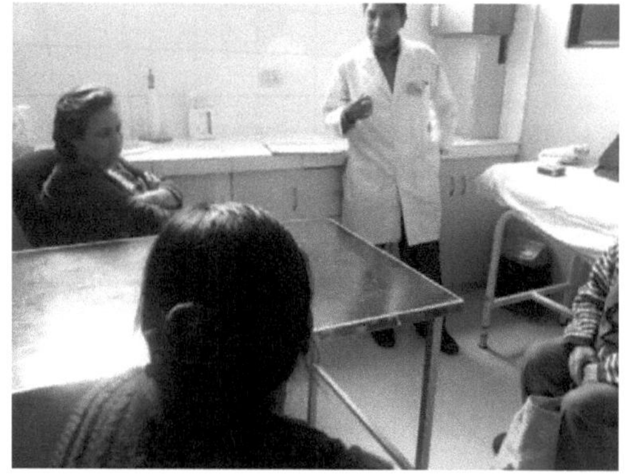

Fotografía N° 3

Sala de HEMO D

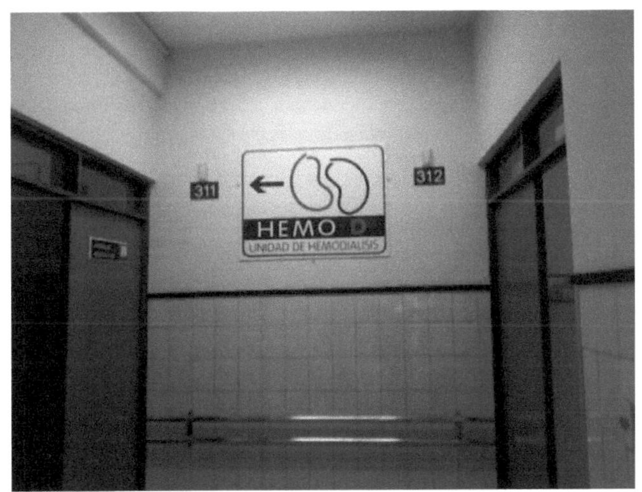

Fotografia N° 4

Insumos médicos en la oficina Salud Renal

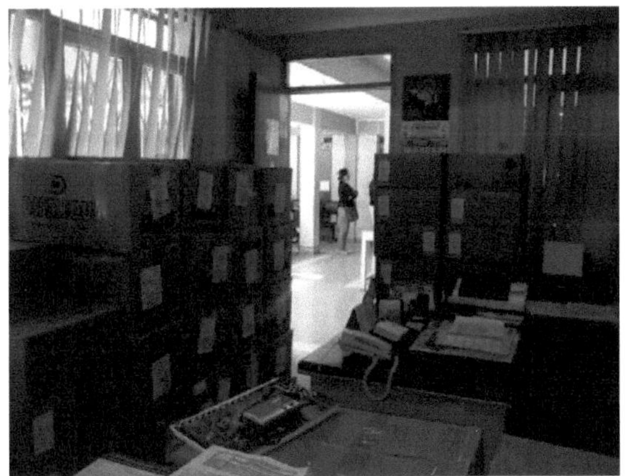

Se realiza el presente estudio, sobre la enfermedad renal crónica, para la defensa de tesis del Post grado de Medicina Tropical, a manera de investigar las características de la enfermedad renal crónica 5D (diálisis) y determinar la repercusión e impacto que tiene la enfermedad en la ciudad de Cochabamba, agosto 2013.

Recordar que la información recogida será confidencial, protegiendo la identidad de los pacientes durante el análisis así mismo será enmarcado dentro las normas éticas.

CUESTIONARIO GUIA

(Grupos focales)

1.- QUE EDAD TIENE? R.- ....

2.- Sexo.: F (femenino) M (masculino)

3.- Cual es su procedencia? Ejm. Oruro

R:..

4.- Usted vive en zona?

a) Urbana c) Periurbano d) Rural e) otros...........................

5.- Cual es su estado civil o conyugal?

- Soltera/o
- Casada/o
- Conviviente o concubina/o
- Viuda/o
- Separada/o ; hace cuanto tiempo:.....................
- Divorciada/o; hace cuanto tiempo:.....................

6.- Cuantos hijos tiene?

a) ninguno
b) 1-2
c) 3-4
d) más de 5

7.- Cual es el nivel o curso más alto que alcanzo?

a) Primaria b) secundaria c) técnico d) universitaria e) ninguno

8.- Actualmente usted trabaja? a) SI b) NO

9.- Perdió su empleo a causa de la enfermedad renal? A) SI B) NO

10.- Hace cuanto tiempo inicio la hemodiálisis?

R.- ....

11.- Las primeras sesiones de tratamiento sustitutivo fue con :....?

a) Hemodialisis catéter b) hemodialisis fistula c) Dialisis peritoneal d) transplante

12.- Cuál es la causa de su enfermedad renal y tratamiento con hemodiálisis? Ejm. Diabetes, hipertencion arterial, glomerulonefritis, congénitas-herencia u otros?

R:...

13.- Actualmente tiene como acceso vascular?

a) Cateter temporal:....................................

b) Cateter permanente:................................

c) Fistula A-V en muñeca

d) Fistula A-V braquial en (codo)

e) Protesis vascular

14.- Cuantas sesiones realiza a la semana? Y por que?

a) uno:.............................. b) dos:............................. c) tres:........................ d) 4 o más:.................

15.- Cuanto le cuesta cada sesión de hemodiálisis?

R:..

16.- Cuantas horas se desplaza desde su domicilio al centro de hemodiálisis?

a) menos de una hora b) 1 a 2 horas c) 3 a 4 horas d) más de 5 horas

17.- le acompañan algún familiar al ingreso y salida del centro de hemodiálisis

a) SI b) NO

18.- Algún familiar abandono su hogar por su enfermedad? Quién?

a) SI .... b) NO

19.- Cuanto cree que podría haber ahorrado en Bs. Mes, si no estuviese la enfermedad renal crónica?

R:...

La entrevista: enfocada a repercusión socioeconómica de la ERC G5D

Donde los temas propuestos por los mismos y recomendación

De trabajo social fuel, Laboral, familiar, económico y otros que salga

De las percepción de los entrevistados.

ENTREVISTAS EN LA CNS.... EN PACIENTES CON ERC G5D

C1...... Trabajo medio tiempo, trabajos livianos, no pesados, a veces sí y otras no....

C2..... nos debilita la hemodiálisis, salimos débiles y no podemos trabajar...

C3... trabajo en labores de la casa, desde que estoy en HD estoy bien ya puedo cocinar, pero en diálisis peritoneal no tenía fuerzas, no podía hacer bien las cosas, solo trabajo en casa...

C4....trabajo solo en casa, hay días que no estoy bien y me pongo mal

C1.... Trabajar es bueno, poco a poco he ido haciendo cosas

En mi trabajo me siento bien

C3....actividades sociales!..... si no venimos a la diálisis, tenemos que venir a la dialisis feriados matiné tanda y noche....jejeje...

C1....actividades sociales entre nosotras, ya no podemos, no podemos estar paradas, tomar, no comer en exceso

C3... depende unos 400 Bs.

C2 ......de 400 para arriba sesión de HD afuera...

C3... no se puede , las personas que no tienen seguro se Dialisan hasta que puedan

Se empobrece la gente

C2.... Es preocupante, si no fuese el seguro que seria de nosotros? ....hay mucha gente que le afecta y sufre por el factor económico en Viedman, mas bien nosotros estamos bien, sin embargo hay otras personas que no se dan cuenta que la diálisis cuesta mas que su descuento de su seguro...

C5....particularmente cuesta mas la HD, es una gran ventaja que nos hagan la HD aquí con los aportes que hemos hecho....no pagamos gasto directos de la HD... cuando estamos debiles nos compramos medicamentos para la nutrición y complejo B.

C1..... la familia se aburre de nosotros, los hijos tienen que de recogernos, vestirnos aveces no podemos entrar solos al baño...

C2.... A mi me tratan mal...tengo que aguantarme por mis hijos ya que ella se ocupa de mi y de ellos (sus hijos)

C3... gracias a Dios! a mi mis hijas me tratan bien...

C1... también a mi me tratan bien...

C1….hemos escuchado de separación de parejas ……

C5.. la alimentación es diferente y la familia tiene que cocinar aparte

C4….

C1… no alcanza el dinero, la alimentación es diferente y la pareja lo abandona…hay señores que no pueden caminar, solitos están.. aveces los hijos de olvidan de los padres y los hijos se olvidan no los recogen…los pobres viejitos están sentados esperando…..

C5…. Hay diferentes situaciones, yo me jubile y recién me enferme y no me trajo muchos problemas ……pero tenemos pacientes más jóvenes que están en su pleno desarrollo de su trabajo y se sienten cansado por la HD……. falta plata y también la familia se cansa, cada situación es diferente…

C1….muchas cosas cambian, los nervios te afectan, puedes explotar “reñir” cambio de caracter

C2….los nervios cambian rápido

C7… yo no tengo hijos vivo sola……aveces mi hermana me ayuda…. contrato a un chofer 30 Bs. Y tengo que venir hasta días seguidos para mis controles médicos…..

C9 …………….. no se puede trabajar, tenemos que cuidar la fistula

C10………trabajo por la mañana …sin hacer mucho esfuerzo…

……….hay jefes y autoridades ..no nos entienden a la hora de pedir permiso para hacer estudios médicos…hay personas que no conocen esta enfermedad…

C11…. Somos pacientes bendecidos por tener seguro

Si no tienes seguro, destruye familias matrimonios, es fatal….yo vi dos casos de abandono familiar al año a los dos años…..el hombre pierde función sexual, aparte el enfermo crónico cansa a la familia, genera problemas…

C2……………… salimos con un poco de hambre de HD

C9………… es grave para los que no tienen seguro venden todo…

Por no tener dinero solo de dializa una sesión

C10…..quienes estamos afiliados a la caja…gracias a Dios estamos afiliados…cada sesión esta 500 bs. Es terrible!!! No saben de dónde van a sacar dinero

C11…..HD 600 hasta viedman 140 bs. … aun en HV.lleva al empobrecimiento tuve que vender mis cosas …….”Hola Ricardito no has pagado” el Dr. Nos decía …cuando reunas la platita vas a dializarte.!!!

F…C9……….puede suceder desintegración familiar,…a la no comprensión de la pareja

C10….mi familia esta bien..hay casos que no hay quien venga a recogerlos, no tienen apoyo, solos se vienen y se van….

Cuando estamos enfermos cambia nuestro carácter, en la parte privada por su enfermedad lo a traicionado y dejando…pero no se da al 100%

C9…..no voy a eventos sociales….trato de cuidarme…

C10 ……no puedo viajar, es un cambio total del estilo de vida….

C11………algunos nos abofetea mas que a otros… mucha..llevo 13 años, me a costado asumir la enfermedad, no es fácil decirlo , tengo buena mujer de compañera….Actividades sociales depende de la edad y como asumes a l enfermedad Aquí tenemos todo , psicólogo, nutricionista

C2………mis hijos me comprenden…ayudo en casa yo cocino

C2……. Voy a eventos sociales ..pero me restrinjo mucho

C10….mejorar la prevención…dar más información y decir cuáles son las consecuencias de los riñones….

C11… no hay un trabajo coordinado con médicos y enfermeras y personal de salud, cada uno jala por su lado, …es una rutina HD te acostumbras…..vienes te conectas , desconectas y te vas..no sabes como estas no te informan como tienes que alimentarte…es una rutina…trato de llevar una vida autosuficiente….trato de llevar una vida lo más normal posible…mantenerme activo, cuido mis plantitas, vengo a mis consultas venir solo, valerme por mi mismo…decirle…muerte aquí estoy si es mi turno firme ¡! Dejame vivir..!!

Privado…..

P1…. Cuando uno se pone fuerte puede trabajar..esta ERC laxa totalmente…

P1….no podemos comer cualquier cosa…

P1… me olvido que estoy enfermo…

P1..la familia nos apoya..

P2…especialmente personas de edad no pueden trabajar….

P2…ya no podemos comer como antes

P2…para mi familia yo trato de estar sana…ayudo, agarro la manguera y limpio y estoy tranquila

P2…ya no realizo actividades sociales, ya nos sentimos decaidas

P5…..No tengo fuerza en los brazos, no puedo hacer nada

P5…..Mis hijos, se encargan de todo, me ayudan en las tareas del hogar

P5…. no tengo fuerzas para hacer algo, no puedo levantar nada de peso, nunca hice nada en la casa después del problema de salud, no soporto lavar una prenda de vestir…..

P4…….Lo que más me molesta es el prejuicio y la ignorancia de la gente que muchas veces no respeta ¡¡nuestros derechos!

P4….. nos ven como ¡¡pobrecitos!!¡¡Dependientes de una máquina!! Por eso, nos niegan muchas oportunidades, de ser un ciudadano de derechos y deberes, con un trabajo. El jefe no entiende nuestras limitaciones y no emplea (...)

P1…..Cuando uno se pone fuerte puede trabajar (...) esta ERC laxa totalmente ..

P2….. Especialmente personas de edad no pueden trabajar…

P4…..Lo que más me gustaba en mi vida, ¡¡Era trabajar!! Y ahora, me siento como si no pudiera hacer nada

P4….Me llamaron para trabajar en estos días, pero ¿cómo puedo, volver hacerlo? Si tengo que venir todas las semanas para la diálisis …

P5…¡Quién, podía creer o pensar en tener la enfermedad renal!! Y decir ¡¡Me voy a conseguir un seguro!!

P5…….Sí en el país ¡¡Vivimos el día a día!!…¡¡Aquí en Bolivia, no hay información!!!…¡¡No hay, como decir, el seguro me va cubrir!.....Cada uno, se busca, la vida como puede…..

P5……Falta plata y a lo largo del tratamiento, también la familia se cansa, cada situación es diferente……

P6…..Ya sólo dializo dos sesiones por semana, y alguna veces, hasta hice sólo una sesión porque ya vendí muchas cosas, mis vaquitas, ya no sé de ¡¡dónde sacar el dinero, para pagar las sesiones de diálisis!!......

CHV…… entrevistas

V1 …. Todo lo que se sufre en la sesión , las reacciones que tenemos

V1… trabajaba medio tiempo, ahora ya no trabajo…., tengo que cuidar mi fistula..

Perdi mi trabajo por la ERC

V1…. Los compañeros de trabajo me decían…debes ser borrachita por el color que cambiamos,

V1…..a la fiesta se viene a beber y comer no a observar a la gente, por eso no voy a la fiesta auque sea de un familiar

V1….arta gente a muerto por factor económico…

V1…se cansa la familia…al principio te ayuda…después ni te preguntan como estamos

V1… hacemos lo que sea por sobrevivir…..

V2…. El impacto que tenemos es el económico, es uno de los países en latinoamerica donde el gasto (no)……………………….. esta hecho por el gobierno, hemos mejorado porque el gobierno ahora subenciona y gastamos insumos, el tema económico es a todo nivel ..no hay plata que alcance..!!!

V2… el seguro no tiene maquinas, donde vayas tengo que llevar las facturas, mi trabajo es liviano no levanto cosas pesadas….antes me dializaba en un privado, 100 $us la secion, un ojo de la cara , una fortuna, tuve que escapar de ahí

V2…creo que falta información…. En que película has visto la “diálisis”..no existe eso

……….. nadie sabe eso, no hay programa en tv, sobre prevención del riñon, no se informa adecuadamente

V2…hoy se gasta, pero ya no como antes…

V2 ….el ahorro si no tuviese la enfermedad… depende donde hace la HD..en un privado… es altísimo cada HD…100 $us.. no se compra los insumos…el factor económico es lo primordial..

V2... en Argentina, la HD, Peru, Chile esta acargo del estado, incluso en Argentina tienen un banco de Riñones...

V2....Algunas medicinas son subencionadas beneficia en algo...pero hay gente que no tienen de donde conseguir...el factor económico es lo principal..

V2....la familia es la que paga los platos rotos.......

V2...todos sobrevivimos por la HD..por la maquina, sino hacemos seguro se van a morir

V2... el seguro Universitario no tiene las maquinas...

V3...... hay discrininacion

V3....mi trabajo es muy liviano, a medio tiempo

V3.... Después de la HD, no se puede trabajar, salimos cansados

V3...prácticamente nuestra actividad es con los mismos pacientes, entre nosotros salimos

Vida social alguna vez....

V3..... si la gente conociera la ERC, nos trataría mejor, aquí mismo en el hospital, hacemos filas, ni el transporte los jóvenes no nos dan asiento...

V3...el alquiler de las maquinas es 100 Bs... no sabemos como va ser nuestro futuro, con las movilizaciones se ha hecho mas económicos los insumos(bidones, heparina, agujas) cada paciente trae su material, cada paciente tien que traer su tela adhesiva

V3....muchos tienen hijos pequeños, la alimentación...el costo es altísimo...

V3....ahora ni los seguros y empresas hacen contratos permanentes...solo por tiempo definido

V3...un paciente estuvo trabajando 6 años y no le aseguraron no hay información y cultura para el seguro...

V4 ....familiar

V5... trabajo medio dia, cocino,

V6... no trabajo después de la enfermedad, me duele la cabeza después de la diálisis

V6....hay que pagar alquiler, para comer, caminar, pasajes medicinas...arto siempre he gastado.

V6.... No sabíamos que ERC...necesita un seguro

V7.... Con la vista mal por la DM no trabajo, estoy como una planta que no hace nada

V7…Como todos esta ERC nos deja pobres….no creo que una persona que hace HD tenga ahorros y diga eh ahorrado….imaginate cada mes que no trabajas…y gastas y sigues sacando, sacando, uno vive diciendo Dios ayudame!

V7…la familia se cansa…se aleja como si ¡apestaras!...hay hombres y mujeres abandonados..te enfermaste y no tienes alguien que te apoya te mueres…te dejan solo…te moriste

V7….hacemos todo por sobrevivir, de otra manera no hay…

V7 que persona sabia…tener ERC…y decir me voy a segurar…..vivimos el dia a dia…aquí en Bolivia no hay información…no hay como decir el seguro me va cubrir…cada uno se busca

V7…. Un paciente trabajaba en la pepsi, no le dieron beneficio y le retiraron por la ERC…estaba en periodo de prueba…

V8….. medio tiempo trabajo, vendo algunas veces, me hincho (edematizo), estoy en cama y no puedo trabajar…

V9….estudio en el dia, es cansador

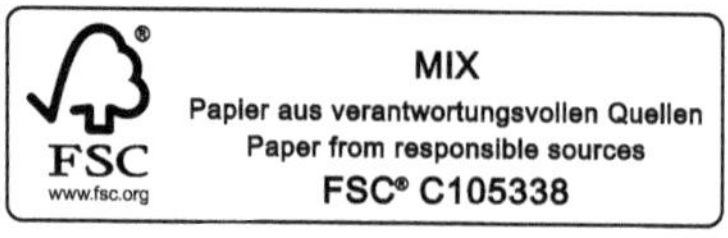

Printed by Books on Demand GmbH, Norderstedt / Germany